Alexander Lietzke | Anne Häußler | Antje Tuckermann

Praxis TEACCH®: „Komm mal runter! – Bleib cool!“

Autismusfreundliche Strategien zur Spannungsregulierung

Alexander Lietzke | Anne Häußler | Antje Tuckermann

Praxis TEACCH®: „Komm mal runter! – Bleib cool!“

Autismusfreundliche Strategien zur Spannungsregulierung

verlag modernes lernen

Unser Buchprogramm im Internet
www.verlag-modernes-lernen.de

Folgen Sie uns auf

Externe Links
Der Verlag weist ausdrücklich darauf hin, dass eventuell im Text enthaltene externe Links vom Verlag nur bis zum Zeitpunkt der Buchveröffentlichung eingesehen werden konnten. Auf spätere Veränderungen hat der Verlag keinerlei Einfluss. Eine Haftung des Verlages ist daher ausgeschlossen.

Gesamtherstellung: Löer Druck GmbH, Dortmund

Bestell-Nr. 1354 ISBN 978-3-8080-0949-9

Inhalt

Vorwort

Was die Wissenschaft belegen und nun teilweise auch erklären kann, ist schon lange Bestandteil des Erfahrungswissens derer, die mit autistischen Menschen zu tun haben: Ein Leben mit Autismus bedeutet Stress! Nicht nur werden Reize anders wahrgenommen und verarbeitet. Auch die Mechanismen im Gehirn, die für den Umgang mit Stress zuständig sind, funktionieren nicht (oder nicht so effektiv). Nicht selten kommt es dann zum „Overload“ (sensorische Überlastung), der zum Rückzug führt. Wenn ein Rückzug nicht möglich ist, kann ein „Meltdown“ die Folge sein. Hierbei handelt es sich um einen Zusammenbruch, der sich oft wie ein Wutanfall äußert. Bei völliger Überforderung kann sich auch ein „Shutdown“ (Abschalten) entwickeln. Dies bezeichnet einen Zustand, in dem die Person nicht mehr ansprechbar ist. Diese Reaktionen werden auch vom Umfeld als sehr belastend und herausfordernd erlebt. Der Wunsch aller Beteiligten, solche Situationen zu vermeiden, ist nur zu verständlich.

Wie die anderen Bücher der Reihe „Praxis TEACCH“, ist auch dieser Band aus der Praxis heraus entstanden. Den Anstoß gaben wie immer die Fragen der Eltern, die wir begleiten, die Problemstellungen der Fachkräfte, die wir beraten, und die Diskussionen in unseren Seminaren zur Arbeit mit dem TEACCH®-Ansatz. Die Ideen entstanden in der konkreten Arbeit mit autistischen Menschen und sind praxiserprobt.

Unsere Ideenkiste „Komm mal runter! – Bleib cool!“ enthält eine Fülle von Anregungen für Entspannungsroutinen und entspannende Aktivitäten. Einige der Strategien sind aus unserer Sicht „autismusspezifisch“, weil sie besondere Aspekte der Wahrnehmung und des Denkens berücksichtigen, die für Autismus typisch sind. Andere beinhalten gute Ideen, wie man die Instruktionen visuell gestalten oder auf ganz konkrete Art verständlich machen kann. Es war uns ein Anliegen, gerade auch Ideen für kognitiv und sprachlich stark eingeschränkte Personen im Autismus Spektrum mit aufzunehmen.

In dieser Ideensammlung haben wir Anregungen dazu zusammengestellt, wie man autistische Personen darin unterstützen kann, ihre innere Anspannung zu regulieren. Weder geht es um einen differenzierten Umgang mit Gefühlen (emotionale Förderung), noch um Strategien zum Umgang mit herausforderndem Verhalten. Die Fähigkeit zur Selbstregulation und zur Bewältigung von Stresssituationen ist jedoch ein Bestandteil dieser beiden großen Themenbereiche.

Bei der Erstellung des Manuskripts haben wir uns damit auseinandergesetzt, welche Formulierungen wir verwenden und wie wir den Text sprachlich gestalten wollen. Im Rahmen der Neurodiversitätsdebatte ist die Diskussion um „person first" oder „identity first" neu entfacht: Soll der Mensch als Erstes stehen („Person mit Autismus") oder die Identität („autistische Person")? Theunissen (2021) weist darauf hin, dass aus Betroffenen-Sicht die Bezeichnung von Autismus als Störung (Autismus-Spektrum-Störung / ASS) ebenso abgelehnt wird wie der ausgrenzende Zusatz „mit Autismus" (im Gegensatz zu „ohne Autismus" = „normal"). Da Menschen ohne Autismus aus der Perspektive der Neurodiversität als „neurotypisch" bezeichnet werden, erscheint es uns nur folgerichtig, dann auch von „autistischen" Menschen zu sprechen. Uns ist bewusst, dass auch diese Kontroverse andauert und man es niemals allen recht machen kann. Unbestritten sei aber unser Respekt und unsere Wertschätzung für Menschen im Autismus Spektrum!

Wir möchten uns bei allen bedanken, die ihre Erfahrungen mit uns geteilt und Beispiele für die Ideensammlung beigesteuert haben. Viele der Ideen sind Ergebnisse gemeinsamen Nachdenkens und kooperativer Lösungsprozesse. Oft kann man am Ende gar nicht mehr sagen, von wem eine Idee dann eigentlich stammt. Aus unseren Beratungen nehmen wir selbst oft ebenso viel an neuen Gedanken mit, wie wir eingebracht haben – und in den Fortbildungen profitieren wir zusammen mit unseren Teilnehmenden von den kreativen Gedanken aller in der Gruppe.

Ein ganz besonderer Dank aber gilt den Personen aus dem Autismus Spektrum, die uns immer wieder darin bestärkt haben, sich mit diesem Thema auseinanderzusetzen und die uns von ihrem Erleben, aber auch von oftmals beeindruckenden Lösungsstrategien berichtet haben. Der autistische Blick auf die Welt eröffnet eine ungewohnte Perspektive, von der wir nur lernen können.

Alexander Lietzke
Anne Häußler
Antje Tuckermann

Mainz, im Januar 2024

Einführung

1. „Komm mal runter!“ – Oder worum es wirklich geht

Wenn autistische Personen Verhaltensweisen zeigen, die ihr soziales Umfeld herausfordern, passiert das oft aufgrund einer hohen inneren Anspannung. Dies betrifft insbesondere Verhaltensweisen, die von anderen als „störend“ empfunden werden oder die Person selbst gefährden beziehungsweise schädigen. Der laute Ruf nach spannungsreduzierenden Maßnahmen zur Deeskalation von Krisensituationen ist daher nur zu verständlich. Der hohe Bedarf und die beständige Nachfrage nach spannungsregulierenden Strategien für den Krisenfall war dann auch der Ausgangspunkt für die Ideenkiste, die wir unter dem Aspekt „Komm mal runter!“ zusammengestellt haben.

Der TEACCH®-Ansatz legt den Schwerpunkt jedoch auf einen anderen Punkt. Nach TEACCH® ist es nicht das Wichtigste, sich einen „Notfallkoffer“ für Krisensituationen zu packen. Vielmehr sollte man den Alltag insgesamt so gestalten, dass krisenhafte Situationen nach Möglichkeit gar nicht erst entstehen. Um das zu erreichen, muss man die Persönlichkeit des autistischen Menschen achten und – wenn möglich – ein Umfeld schaffen, das auf seine Art der Wahrnehmung und Informationsverarbeitung Rücksicht nimmt. Stressoren sollten möglichst reduziert, Informationen bereitgestellt und zielgerichtetes, erfolgreiches Handeln unterstützt werden.

In Bezug auf die Stressoren ist es aber unrealistisch (und auch nicht erstrebenswert), die Umwelt komplett an eine autistische Person anzupassen und alles, was bei ihr Stress auslösen könnte, zu entfernen. Der TEACCH®-Ansatz legt daher großen Wert darauf, dass die Person lernt, auch stressvolle Situationen möglichst gut zu bewältigen. Die Vermittlung von *Strategien zur Selbstregulation* ist somit ein wichtiger Inhalt der Förderung. Idealerweise gerät die Person erst gar nicht in (zu hohen) Stress, da sie bereits vorbeugend etwas dafür tun kann, um möglichst ausgeglichen zu sein. Ein besserer Titel für unsere Ideenkiste mit spannungsreduzierenden Strategien ist daher: „Bleib cool!“

2. Selbstregulation – eine autismustypische Herausforderung

Für autistische Menschen ist die Auseinandersetzung mit dem neurotypischen Umfeld und den Reizen, die sie umgeben, häufig sehr anstrengend und führt zu (negativem) Stress. Es gibt viele Nachweise dafür, dass das Gehirn bei autistischen Menschen anders auf Stress reagiert und die für das Stressmanagement zuständigen Systeme nicht oder nur unzureichend in Gang setzt. Biochemische Prozesse laufen anders ab und es werden andere Hirnbereiche aktiviert (oder eben auch nicht). Teilweise ist bereits im „Ruhezustand“ ein erhöhtes Erregungsniveau nachweisbar. Der Review von Makris et al. (2022) gibt einen guten Überblick darüber, was auf neurologischer Ebene im Umgang mit Stress bei Autismus anders läuft.

Auch wenn sie über lange Zeit in der Forschung wenig Aufmerksamkeit erhalten hat, ist die Fähigkeit zur Regulierung von Stress und Emotionen bei Autismus in den letzten Jahren mehr und mehr zum Thema geworden. Vieles deutet darauf hin, dass bei Autismus immer eine Beeinträchtigung der Emotionsregulierung gegeben ist (Mazefsky et al. 2013). Die Autoren nennen folgende Faktoren, die speziell im Zusammenhang mit Autismus zu emotionaler Dysregulation führen können:

- **Physiologische Faktoren:** Veränderte Aktivierung / Erregungsniveau ist grundlegend erhöht
- **Neuronale Vernetzung:** Hirnbereiche, die für soziales Verhalten und Emotionsregulation wichtig sind, werden nicht ausreichend vernetzt und/oder funktionieren anders
- **Stärke oder Intensität von Gefühlsregungen:** Negative Empfindungen und Irritation werden schneller bemerkt und intensiver wahrgenommen, als positive
- **Organisation und Zielgerichtetheit:** Emotionale Reaktionen erfolgen intensiv und unorganisiert; Emotionen werden nicht reguliert und bewusst gesteuert, um ein bestimmtes Ziel zu erreichen
- **Wahrnehmung und Informationsverarbeitung:** Probleme beim Filtern von Reizen aus der Umwelt; soziale und emotionale

Signale werden nicht erkannt; ungewöhnliche Reize wirken als Trigger

- **Kognition:** Inflexibilität; beeinträchtigte Problemlösung; Schwierigkeiten mit Umstellung und Wechsel; eingeschränkte Perspektivübernahme

All dies hat erhebliche Auswirkungen auf die Fähigkeit, sich selbst zu regulieren. Die typischen Herausforderungen bei Autismus beziehen sich auf alle drei Ebenen der Emotionsverarbeitung und Stressbewältigung:

a. **WAHRNEHMEN:**
Bemerken, was im eigenen Körper vor sich geht
Autistische Personen merken oft nicht, wenn sie gestresst sind. Sie nehmen ihre eigenen Körpersignale nicht „automatisch" wahr – und wenn sie es tun, fällt es ihnen schwerer, diese zuverlässig zu deuten. Viele haben Schwierigkeiten damit, ihre eigenen Gefühle zu erkennen.

b. **VERSTEHEN:**
Wissen, wie Stress und Gefühle entstehen und wie sie in den sozialen Zusammenhang einzuordnen sind
Autistische Personen können Zusammenhänge schwerer erkennen. Daher wissen sie oft nicht, was in der Umwelt oder am Verhalten anderer Personen bei ihnen Stress (oder bestimmte Gefühle) auslöst. Sie durchschauen oft die Wechselwirkungen in sozialen Situationen nicht und sind den Stressoren teilweise ausgeliefert.

c. **BEWÄLTIGEN:**
Strategien kennen und nutzen, um eigene Gefühle und Anspannungszustände zu beeinflussen
Autistischen Personen fehlt oft das Wissen, *dass* sie ihre Gefühle und die innere Anspannung selbst beeinflussen können – und *wie* man das machen kann. Hinzu kommt, dass „unangemessene" (maladaptive) Strategien meist universell anwendbar sind, während man „angemessene" (adaptive) Strategien vielmehr auf die jeweilige Situation abstimmen muss. Dies aber erfordert Flexibilität und strategische Planung.

3. Selbstregulation – Ein großes Ziel!

Wenn wir also die Fähigkeit zur Selbstregulation fördern wollen, müssen wir alle drei Ebenen in den Blick nehmen (Wahrnehmen, Verstehen und Handeln). Die konkreten Strategien zur Spannungsreduktion, wie sie im Praxisteil dieses Buches vorgestellt werden, beziehen sich auf den dritten Bereich: das Handeln. Für sich genommen, sind dies aber noch keine Strategien zur Selbstregulation. Denn vielfach werden sie zu einem – hoffentlich geeigneten – Zeitpunkt von einer Bezugsperson angeboten oder initiiert. Selbstregulation aber beinhaltet, dass die autistische Person *von selbst* die geeigneten Strategien ergreift, um den eigenen inneren Zustand zu regulieren. Dazu muss sie aber erkennen können, wie angespannt sie gerade ist und wann eine Regulation erforderlich wird. Das heißt: Die Fähigkeit zur Selbstregulation setzt *Selbstwahrnehmung* voraus!

Fazit: Man darf von einer Person erst dann erwarten, dass sie sich selbst reguliert, wenn sie in der Lage ist, die eigenen Körpersignale wahrzunehmen und richtig zu deuten. Da dies auch für hochfunktionale autistische Personen häufig sehr schwer ist, sollte im Rahmen der emotionalen Förderung immer ein großes Gewicht auf die *Wahrnehmungsförderung* gelegt werden.

Nun gilt es aber, im Rahmen der Förderung realistische Ziele zu setzen. Wenn man die vielfältigen Hürden und Herausforderungen bedenkt, mit denen autistische Menschen bei der Bewältigung von Stress und Emotionen konfrontiert sind, wird „Selbstregulierung“ schnell zur Überforderung. Keineswegs ist es immer möglich, die Selbstwahrnehmung so weit zu schärfen, dass Körpersignale und Anzeichen von Stress zuverlässig bemerkt und richtig eingeordnet werden. Kognitive und sprachliche Fähigkeiten begrenzen oft die Möglichkeiten, ein Verständnis der emotionalen und sozialen Zusammenhänge zu erreichen. Die Vermittlung von Entspannungsroutinen und die Anleitung zu spannungsreduzierenden Aktivitäten hingegen bietet noch den einfachsten Ansatzpunkt. Man darf jedoch nicht davon ausgehen, dass eine Person die Strategien selbstständig nutzen wird, nur weil sie diese kennt und ausführen kann!

Wie bei allem gilt auch in Bezug auf selbstregulative Fähigkeiten: Die vollständige Selbstständigkeit ist das Ziel. Doch auf dem Weg dahin erhält die Person bei denjenigen Aspekten Unterstützung von außen, die sie selbst noch nicht leisten kann. Das heißt: Mit zunehmender Fähigkeit zur Selbstregulation kann Fremdregulation zurückgenommen werden.

Damit eine Person spannungsregulierende Strategien effektiv nutzen kann, muss sie

Strategien kennen:	Wissen, was man tun kann, um sich zu regulieren.
Handlung organisieren:	Erforderliche Schritte ausführen können.
Strategie abrufen:	Erkennen, wann es an der Zeit ist, etwas Bestimmtes zu tun.

Wenn die Person nicht selbst weiß oder nicht entscheiden kann, *was* jetzt hilft, gibt eine Bezugsperson die Strategie vor. Die Strategie sollte individuell auf die autistische Person zugeschnitten sein und auf Erfahrungswerten beruhen.

Wenn die Person Probleme mit der *Handlungsorganisation* hat, wird eine Routine eingeübt und visuell unterstützt. Möglicherweise begleitet eine Bezugsperson die Durchführung, gibt die jeweils nächsten Schritte vor und hilft bei deren Umsetzung.

Wenn die Person nicht selbst erkennen kann, *wann* sie sich regulieren muss, greift die Bezugsperson ein und initiiert die Maßnahme. Hier kann es sehr hilfreich sein, zuvor Verhaltensweisen und Signale der autistischen Person zu identifizieren, an denen Außenstehende erkennen können, wie hoch ihre innere Anspannung ist (vgl. Arbeiten mit Fadenkreuz und Toleranzampel aus dem Fünf-Phasen-Modell zum Umgang mit herausforderndem Verhalten: Häußler, Tuckermann & Kiwitt 2020).

4. Strategien zur Spannungsregulation

Es gibt sehr unterschiedliche Wege, um dem Stress zu begegnen und die innere Anspannung zu senken. Allgemeingültige Patentrezepte gibt es dabei nicht – daher muss man immer ausprobieren, was für wen hilfreich ist. Die Auswahl der Strategien sollte auf einer möglichst systematischen, individuellen Förderdiagnostik beruhen und verschiedene Arten von Strategien berücksichtigen. Idealerweise erfolgt die Auswahl nicht (nur) aufgrund von Verhaltensbeobachtungen und Fremdbeurteilungen. Wenn möglich, sollte sich natürlich die betreffende Person selbst dazu äußern, was ihr im Umgang mit Stress am besten hilft.

Die Strategien, die wir in diesem Buch vorstellen, lassen sich in vier Kategorien einordnen:

a)	Reizreduktion	Reizbedingungen verändern
b)	Mentale Ablenkung	Aufmerksamkeitsfokus wechseln
c)	Stimulation, Bewegung und Atmung	körperliche Empfindung beeinflussen
d)	Positive Gedanken	Selbstsuggestion; kognitive Umbewertung

Einige Maßnahmen können passiv erfolgen, das heißt, die Bezugsperson führt die Strategie aus: Sie dimmt das Licht, hört auf zu sprechen, schaltet die Musik aus oder massiert der Person die Hände. Während dies am leichtesten umzusetzen ist, liegt unser Schwerpunkt jedoch auf Strategien, die eine aktive Mitwirkung der autistischen Person erfordern. Denn nur solche Strategien beinhalten die Möglichkeit, dass die Person lernt, auch selbstständig darauf zurückzugreifen. Hier sind direktes Unterrichten und Übung erforderlich (z. B. Kopfhörer aufsetzen, eine bestimmte Handlung ausführen, Sofa aufsuchen).

Generell gilt: Eine stressvolle Situation ist nicht geeignet, um etwas Neues zu lernen! Daher müssen die Strategien in einer entspannten und unbelasteten Situation vermittelt und geübt werden. Die Aktivitäten und Handlungen zur Spannungsregulation müssen zur Routine werden, die eine Person „aus dem Effeff“ und ohne große Anstrengung abrufen kann. Nur dann wird die Person auch unter schwierigeren Bedingungen auf die Strategie zugreifen können.

Damit sie auch „in guten Zeiten“ nicht vergessen werden und im Krisenfall zuverlässig zur Verfügung stehen, sollten die Routinen regelmäßig geübt werden. Überhaupt bietet es sich ja schon zur Vorbeugung an, diese Routinen täglich mehrmals auszuführen. Das kann sich positiv auf die allgemeine Grundanspannung auswirken und dazu beitragen, dass die autistische Person insgesamt weniger angespannt durch das Leben geht.

Praxisteil
„Komm mal runter! Bleib cool!“ – Praktische Ideen

5. Reizreduktion

Wenn der Stresspegel steigt, weil zu viele Reize auf die autistische Person einströmen, sollte nach Möglichkeit die Menge der Reize reduziert werden. Häufig sind es die Bezugspersonen, die dann eingreifen und versuchen, Stressoren abzustellen. Natürlich ist dies nicht immer möglich. Und es gelingt auch nicht immer, genau das herauszufinden, was die autistische Person gerade belastet oder triggert, zumal dies sehr ungewöhnliche Dinge sein können. Umso besser ist es, wenn die Person selbst angemessene Maßnahmen ergreifen kann, um die Stressoren auszuschalten. Die folgenden Beispiele sind als Anregung gedacht, kreativ in diese Richtung weiterzudenken.

Sonnenbrille

Gregor reagiert sehr empfindlich auf verschiedene Lichtreize. Dies wirkt sich auch auf seine häufigen hohen Erregungszustände aus. Um ihn in diesen Situationen zu unterstützen, wird ihm seine Sonnenbrille bereitgelegt.

Anfangs wollte Gregor die Sonnenbrille nicht so gern aufsetzen. Daher musste dies zunächst in ruhigen Situationen als Routine geübt werden, Heute reicht es, Gregor eine Zeichnung der Sonnenbrille zu zeigen, sodass er sie selbstständig aus seiner Gürteltasche holt.

Aktuell wird abgeklärt, ob eine Brille mit Irlen-Spektral-Filtern für Gregor eine sinnvolle Alternative sein kann.

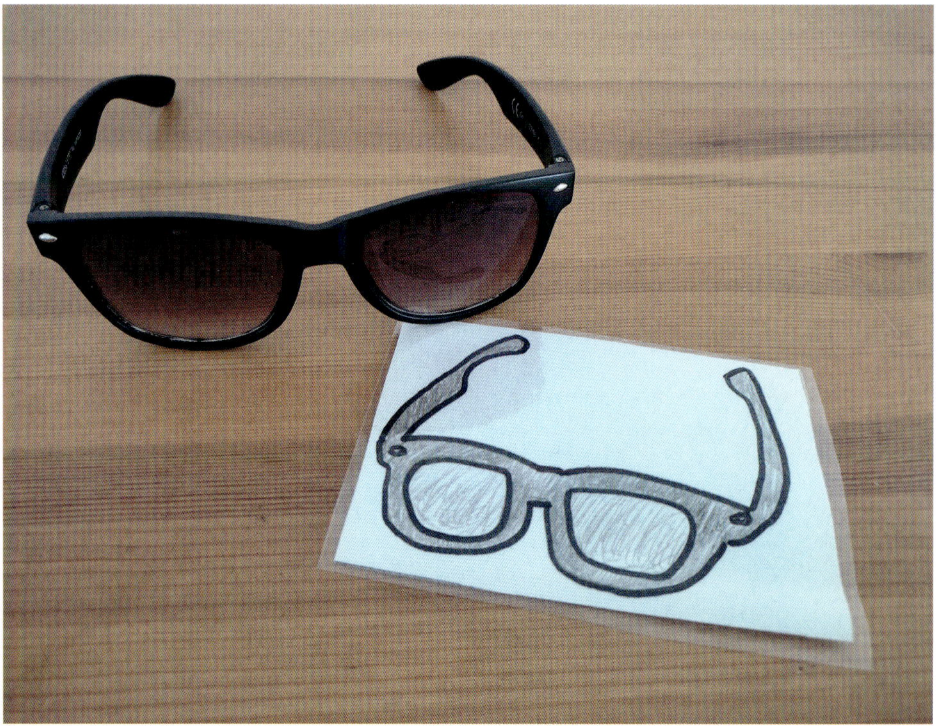

Strandmuschel

Lenny ist häufig nicht bereit, aus dem Klassenraum zu gehen, wenn ihm die Lautstärke und Bewegungen seiner Mitschülerinnen und Mitschüler zu viel werden. Für ihn wurde eine Strandmuschel angeschafft, die sich jederzeit schnell aufbauen lässt, sobald man bei Lenny Anzeichen höherer Erregung erkennen kann. In der Muschel liegen dann auch Lärmschutz-Kopfhörer bereit, die er bei Bedarf aufsetzt.

Damit Lenny den Ort nicht nur mit Krisenbewältigung verknüpft, erhält er regelmäßig Gelegenheit, für Pausen (und angenehme Pausenaktivitäten) in die Strandmuschel zu gehen.

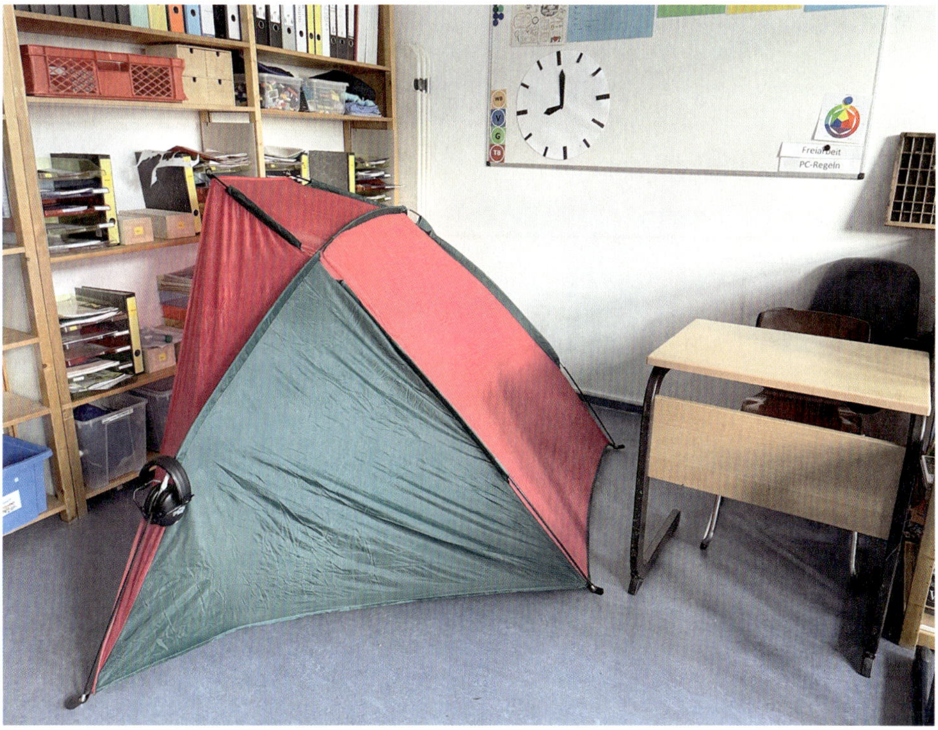

Großer Regenschirm

Für den flexiblen Einsatz unterwegs eignet sich ein großer Regenschirm, den man schnell als Trennwand aufspannen kann. Auf diese Weise kann die Integrationskraft für Tarek fast überall einen Schutzraum schaffen, wenn er einen Rückzugsort braucht.

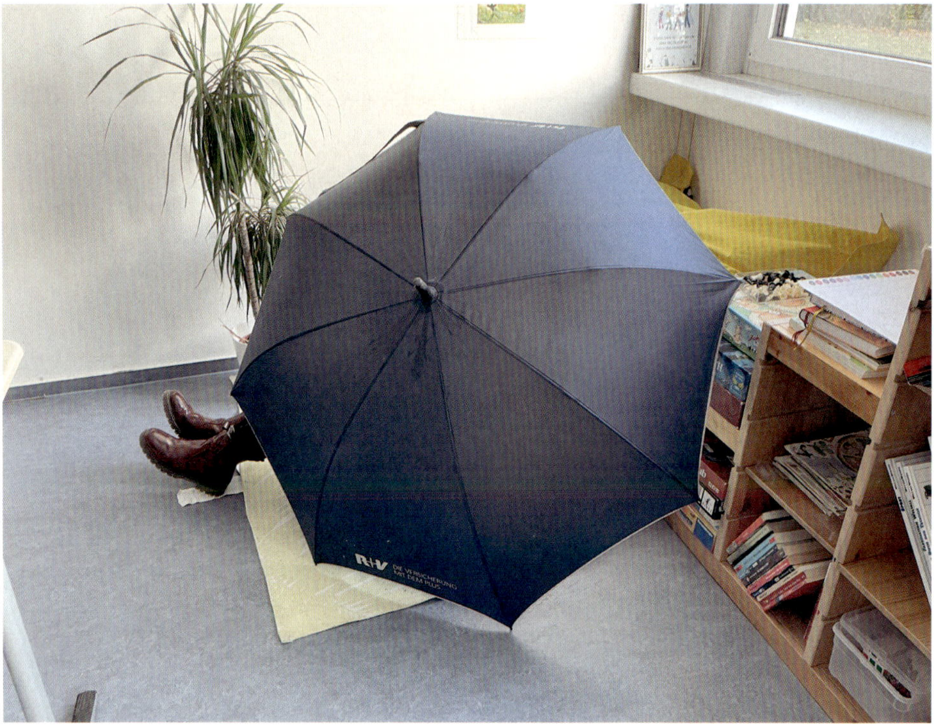

Eukalyptus-Salbe und Pfefferminzöl

Younis ist sehr geruchsempfindlich; er reagiert extrem auf den Körpergeruch anderer Menschen (körpereigene Gerüche und auch Deo). Oft weigert er sich, bestimmte Räume zu betreten, weil es dort stinke; Übergänge von einem Raum in einen anderen zählen zu den häufigen Herausforderungen. Im Tagesverlauf wird seine Toleranz immer weniger. Younis trägt ein Halstuch, das mit Pfefferminzöl getränkt wurde. Diesen Geruch kann er ertragen. Da das Öl alle anderen Gerüche aus der Umgebung übertönt, ist Younis den störenden Reizen nicht mehr ausgesetzt. Wenn er merkt, dass die Wirkung nachlässt, bringt er seiner Betreuungsperson das Fläschchen mit dem Öl, damit diese das Tuch wieder damit benetzt.

Auch Erkältungssalbe (Eukalyptus), die man in oder unter der Nase aufträgt, kann andere Gerüche ausblenden.

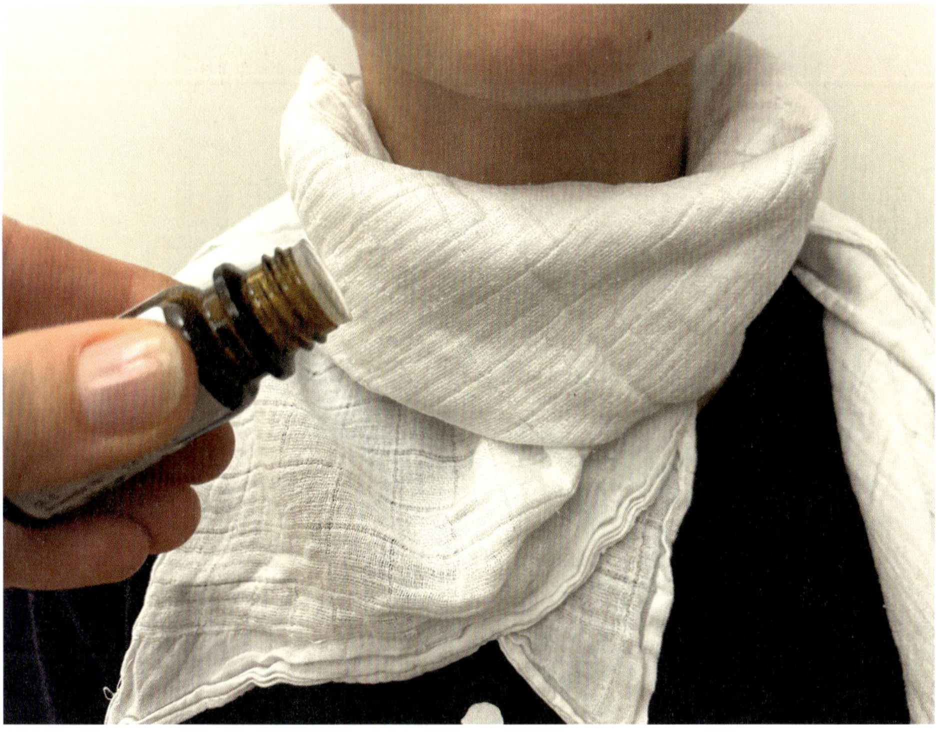

Ohrenstöpsel mit Bügel

Zum Ausblenden von Geräuschen bieten sich Ohrstöpsel als einfache Lösung an. Oft halten sie jedoch nicht lange im Ohr und fallen schnell heraus. Ahmed benutzt Ohrstöpsel mit Bügel. Diese kann er schnell und ohne Hilfe in die Ohren stecken – und die Bügel sorgen dafür, dass die Stöpsel festsitzen.

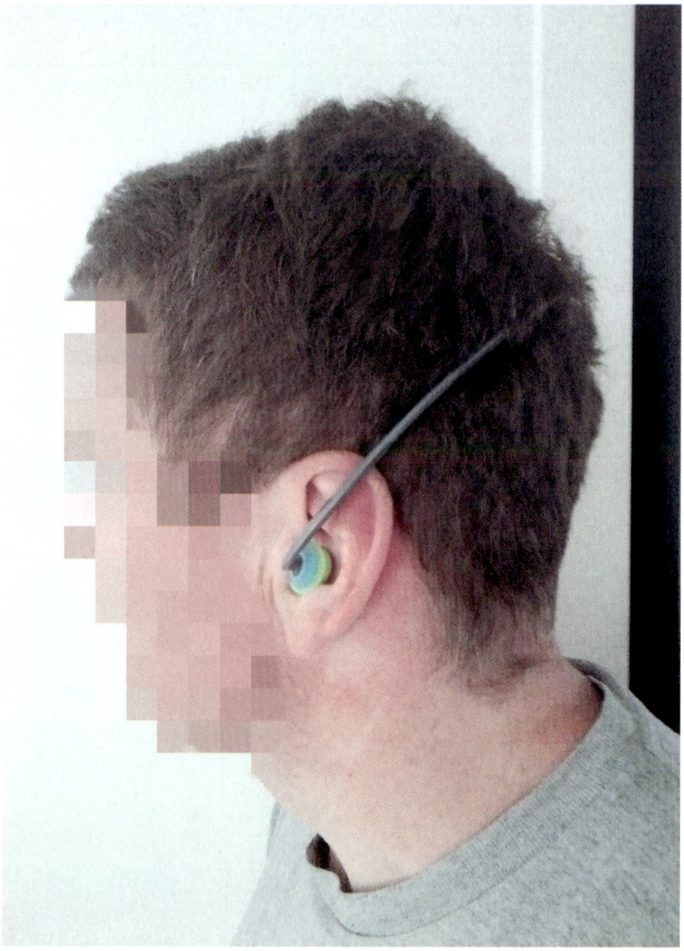

5.1 Weitere Ideen zur Reizreduktion

- Nasenklammer (aus dem Sportbereich/Tauchen)
- Bezugsperson läuft im Gewühle VOR der autistischen Person und bahnt den Weg
- Bezugsperson positioniert sich als Barriere zwischen die autistische Person und die visuelle Reizquelle
- Kapuzenpulli – Kapuze über den Kopf ziehen
- Große Kartonschachtel als „Safe place“

6. Mentale Ablenkung

Durch die Lenkung der Aufmerksamkeit kann man beeinflussen, was man wahrnimmt und was das Gehirn verarbeitet. Wer kennt das nicht: Wenn man sich ganz intensiv mit etwas beschäftigt (z. B. in ein Buch „versunken" ist oder konzentriert eine kniffelige Tätigkeit ausführt), bemerkt man oft nicht, wenn sich eine Person nähert, es längst dunkel geworden ist oder man angesprochen wird.
Autistische Menschen sind häufig sehr stark auf einzelne Reize fokussiert („Hyperfokus"). Das kann problematisch sein, wenn der Fokus auf den Stressoren liegt und die Person dadurch die stressauslösenden Faktoren ganz intensiv wahrnimmt. Andererseits kann der Hyperfokus aber auch positiv genutzt werden, indem man die Aufmerksamkeit gezielt auf etwas anderes als den Stressor richtet (und diesen dadurch mehr oder weniger ausblendet). Mentale (also gedankliche) Ablenkung ist ein sehr effektives Mittel, um Stress zu reduzieren oder zu vermeiden.

Man muss aber auch berücksichtigen, dass es autistischen Menschen oft besonders schwerfällt, ihre Aufmerksamkeit von etwas zu lösen und auf etwas Neues auszurichten. Daher müssen die Dinge, mit denen sie sich ablenken und beruhigen können, sehr motivierend sein. Die Motivation, sich auf die Ablenkung einzulassen, kann darin bestehen, dass die Beschäftigung Spaß macht. Hier kann es sehr effektiv sein, auf ein Spezialinteresse zurückzugreifen. Manchmal lässt sich aber auch der Drang nutzen, bestimmte Ordnungen herzustellen: So kann ein Durcheinander dazu motivieren, etwas zu sortieren, oder offene Behälter haben einen starken Aufforderungscharakter, sie zu schließen. Keineswegs muss die Tätigkeit immer inhaltlich anspruchsvoll sein. Manchmal sind einfache, sich wiederholende Handgriffe genau das Richtige, um ruhig zu werden! Dabei sollte man bedenken: Je länger die ablenkende Tätigkeit dauert, desto mehr Zeit hat die Person, um (wieder) ins Gleichgewicht zu kommen.

6.1 Ablenken durch Tun

Knoten und Knotenlösen

Es wurde beobachtet, dass sich Thomas ausgiebig und ruhig damit beschäftigt, Knäuel und Knoten aus Schnüren, Kabeln und Wäscheleinen zu lösen. Dieses Wissen über Thomas wird nun gezielt genutzt, um ihm in Erregungszuständen zu helfen, sich selbst zu regulieren. Im Gruppenraum der Tagesförderstätte wird ihm dann eine strukturierte Aufgabe bereitgestellt, bei der es darum geht, Knoten aus Pfeifenreinigern zu lösen. Meist gelingt es Thomas dann schnell, seine Aufmerksamkeit auf die Aufgabe zu lenken und sich dabei zu entspannen.

Für den flexiblen Einsatz unterwegs gibt es die „mobile Variante“: ein verknotetes Knäuel aus Seil oder Wäscheleine, das man ihm bereits bei ersten Anzeichen von steigender Erregung in die Hand gibt.

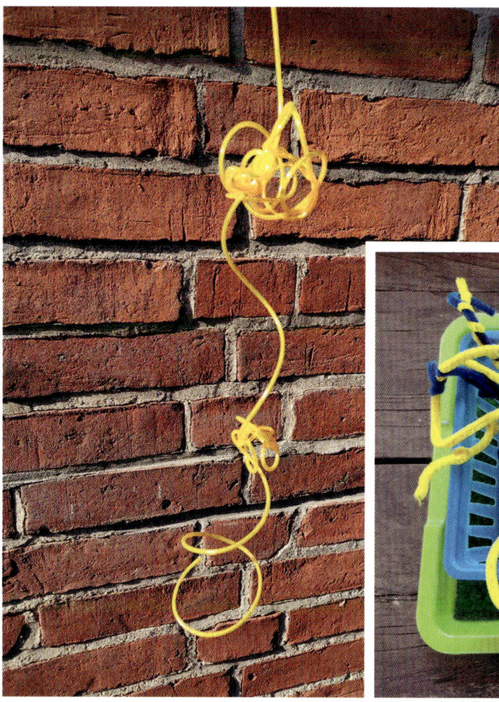

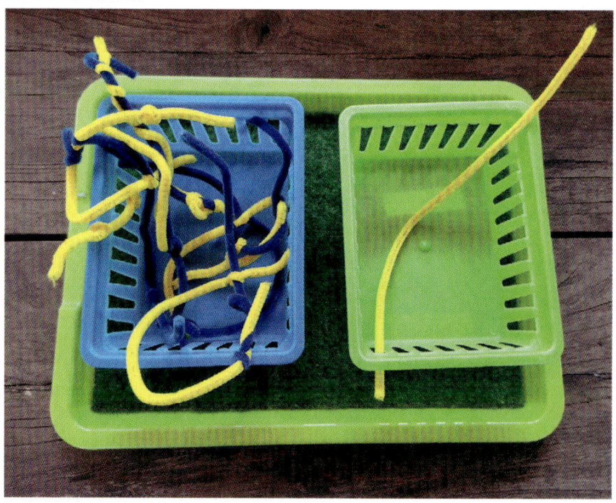

Kratzbilder

Giselle kommt beim Erstellen von Kratzbildern zur Ruhe. Das Material hierzu wird ihr im Format einer Tablettaufgabe angeboten, da sich ihre organisatorischen Kompetenzen bei steigender Anspannung reduzieren. Aufgrund ihrer teils hektischen Bewegungen ist das Kratzbild auf einer Unterlage befestigt. Auch die hier eingesetzte Schablone ist mittels Klebeband auf dem Kratzbild befestigt.

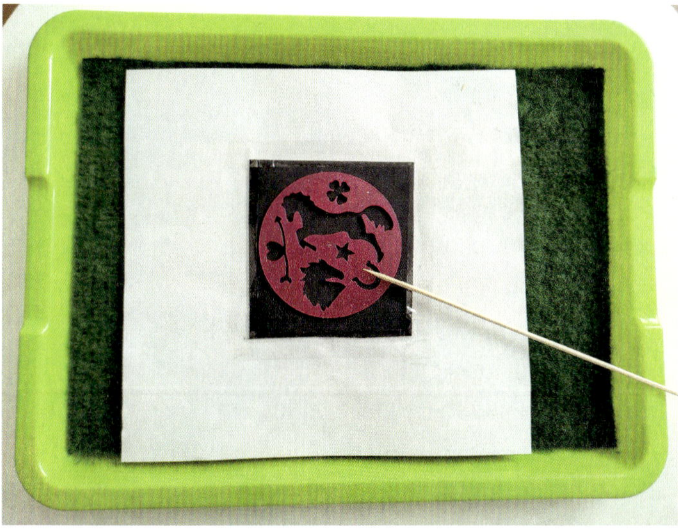

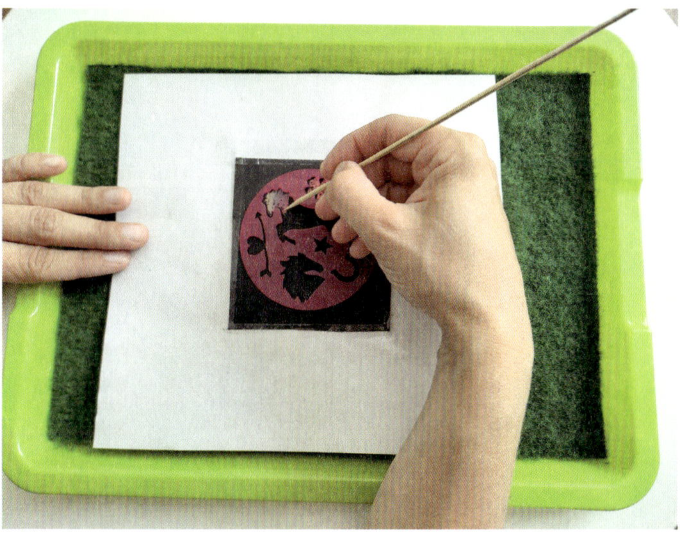

Polsterfolie

Leon kann sich gut über das Zerknallen von Polsterfolie entspannen. Je nachdem, wie lange die Entspannungsphase andauern sollte, legt die Bezugsperson eine entsprechende Anzahl von Folienstreifen in den Korb.

Wenn Leon sehr angespannt ist, kann es hilfreich sein, ihm eine große Fläche Polsterfolie bereitzulegen, die er dann auch mit den Füßen zerknallen kann.

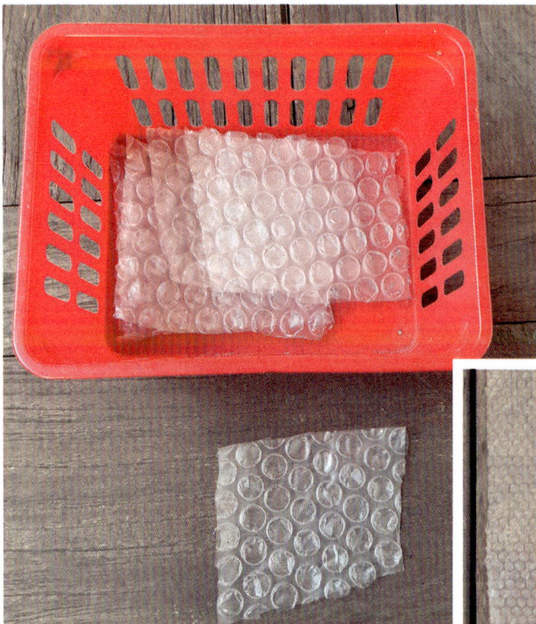

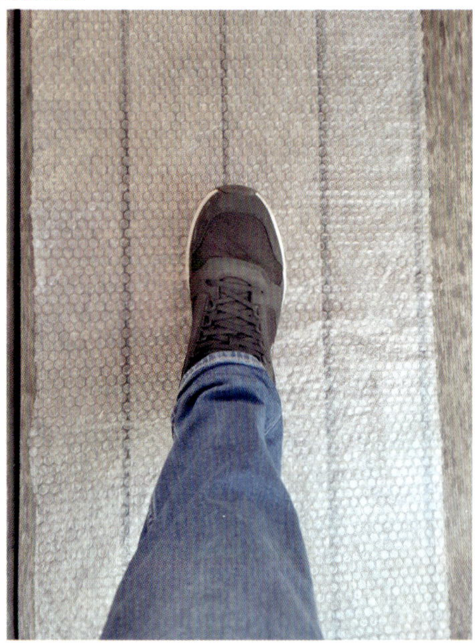

Überraschungskiste

Es wurde beobachtet, dass Piet immer wieder an die Rucksäcke und Handtaschen anderer Personen aus seinem Umfeld geht und in diesen herumwühlt, wenn er aufgeregt und unruhig ist.

Um Piet einen angemesseneren Weg zu bieten, sich abzulenken und wieder zur Ruhe zu kommen, wurde die „Überraschungskiste" eingeführt: In dieser Kiste befinden sich verschiedene Gegenstände, die für Piet interessant sind. Die Gegenstände sind jedoch eingewickelt beziehungsweise in Behältern verpackt, die Piet zwar öffnen kann, jedoch erfordert dies eine gewisse Ausdauer von ihm. Diese Herausforderung scheint das Ganze für Piet noch interessanter zu machen, sodass die Motivation hoch ist, sich mit dieser ablenkenden Aktivität zu beschäftigen.

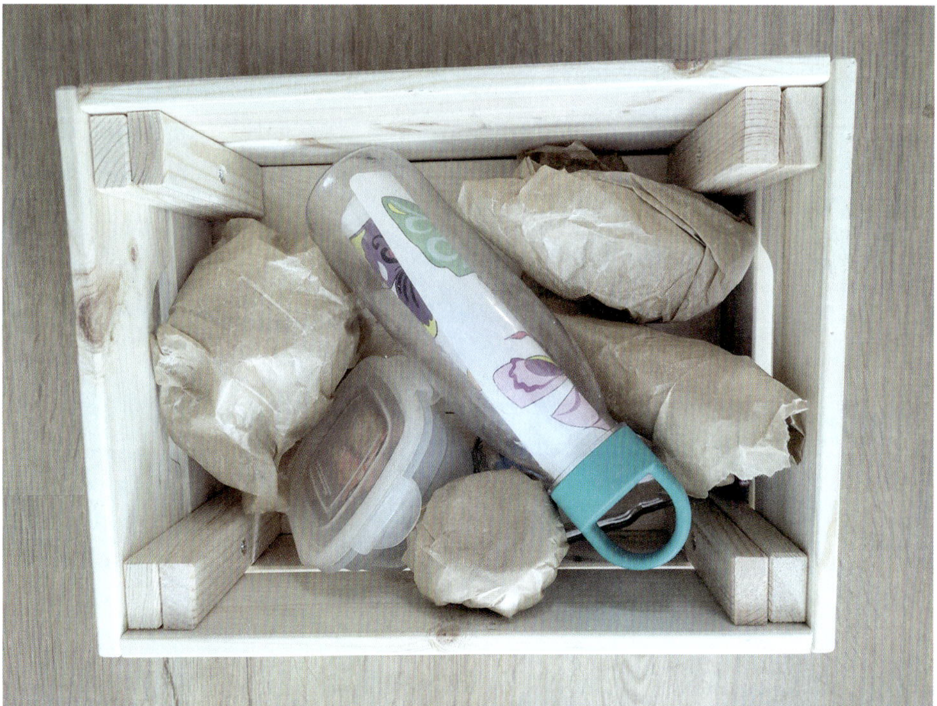

Videos

Ben kann sich schnell entspannen, wenn er seine Lieblingsgegenständen in Aktion sehen kann. So hat er Freude, wenn vor ihm ein Brummkreisel benutzt wird oder er die Achterbahn auf dem Jahrmarkt beobachten kann. Daher darf er sich entsprechende Videos auf einem Tablet anschauen, wenn er sehr aufgeregt ist. Das hilft ihm, sich zu beruhigen und wieder „ins Lot" zu kommen. Damit Ben das Videoschauen besser beenden kann, muss ihm die Anzahl der möglichen Videos visuell dargestellt werden (in diesem Beispiel durch Papierstreifen, von denen nach jedem Video einer abgenommen wird).

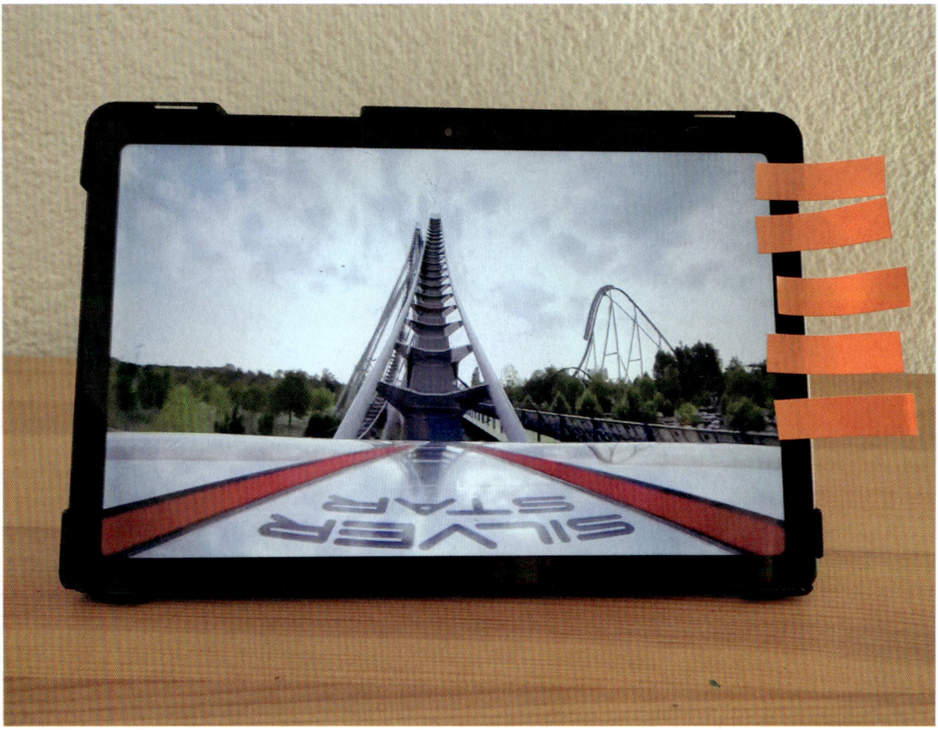

Bauen und Kaputtmachen

Levi lässt sich in Anspannungssituationen gut durch das Bauen eines Turms ablenken. Seine Anspannung reduziert sich nochmals mehr, wenn Levi den Turm nach dem Bauen umwerfen darf.

Bei Levi entstand das Problem, dass er in einer Anspannungssituation durch das Bauen zwar ruhiger wurde, er jedoch das Spiel mit den Klötzen dann nicht mehr leicht beenden konnte. Um einer erneuten Krise vorzubeugen, gilt die Regel, dass Levi nur so viele Runden bauen darf, wie Spielzeug-Polizisten dort stehen. Nach jeder Runde geht ein Polizist ins Haus. Sind alle Polizisten im Haus, ist das Bauen beendet.

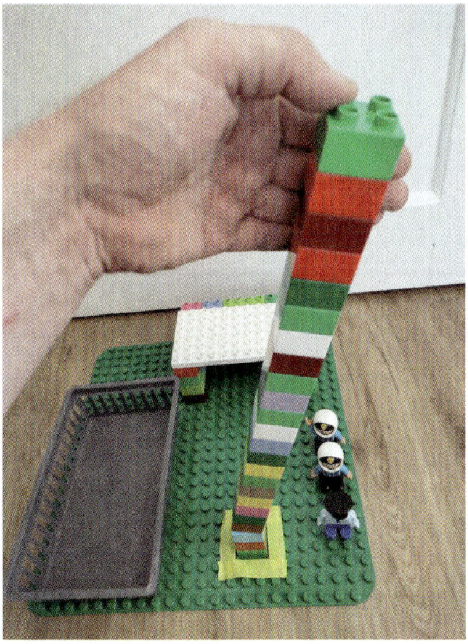

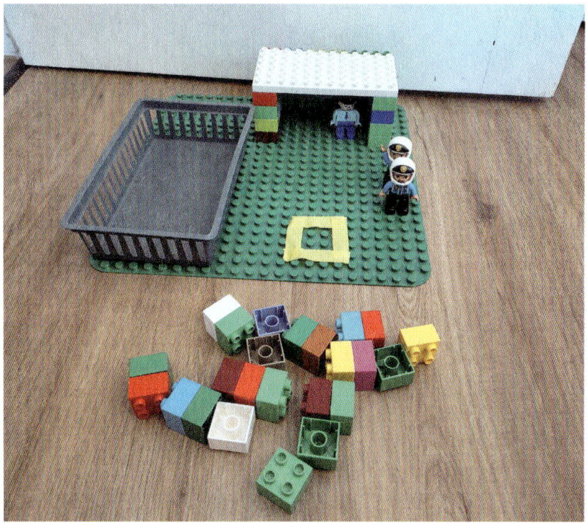

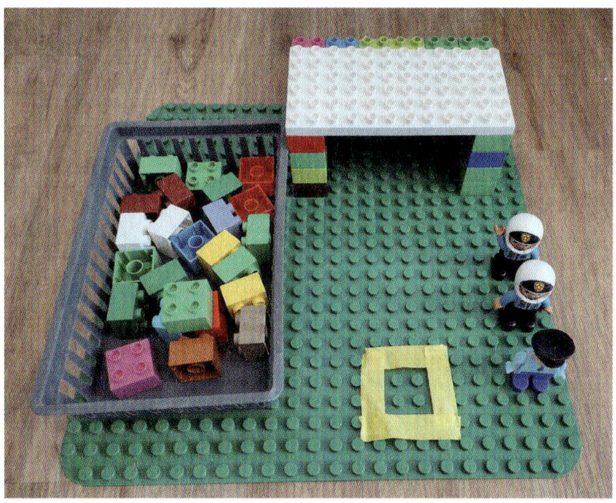

Gedanken fertig

Es gibt bestimmte Themen, zu denen Marlon immer wieder Fragen stellt und hierzu vehement eine Antwort einfordert (Feuerwehr, I-Helfer, Einkaufen, Schule). Da sich hierbei sein Erregungsgrad häufig stark steigert, wird vorgegeben, wie viele Fragen zu dem jeweiligen Thema erlaubt sind. Dies wird durch Anzahl der Fragezeichen auf der roten Karte angezeigt. Wenn er sein Kontingent aufgebraucht hat, wird die Karte zum Thema in die „Gedanken-Fertig-Box“ geworfen und die Fragerunde somit abgeschlossen.

Um ihm zu helfen, sich von dem Thema zu lösen und wieder zu beruhigen, soll Marlon sich eines von zwei Angeboten aussuchen, mit denen er sich ablenken kann: Auf der Rückseite der Box sind zwei Bilder befestigt, die anzeigen, was zur Auswahl steht (in diesem Fall Schneekugel oder Sticker-Heft).

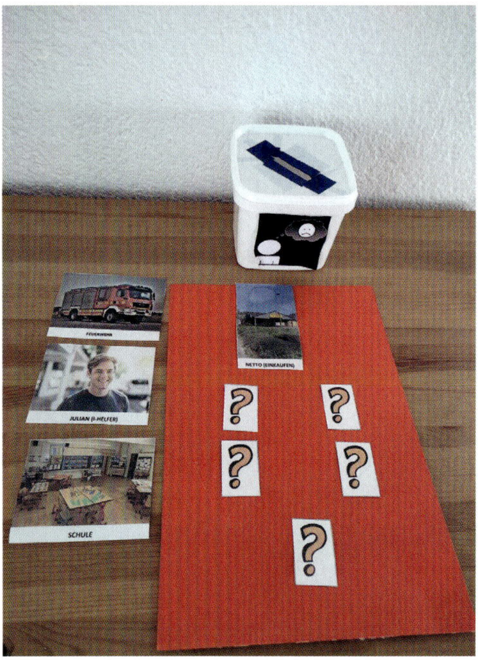

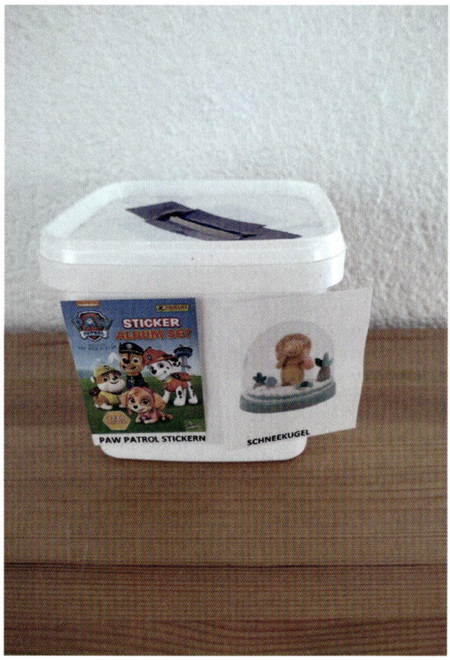

Schreddern

Harald zeigt eine Faszination für das Schreddern von Papier. Er lässt sich dadurch schnell von für ihn stressigen Situationen ablenken und kommt zur Ruhe. Diese Tätigkeit kann er täglich ausführen, wodurch er insgesamt ruhiger ist.

In Situationen, in denen Harald sehr angespannt ist, erhält er Zugang zu einem Handschredder, der weniger technische Anforderungen stellt, als das elektrische Gerät. Gleichzeitig kommt er durch das handbetriebene Gerät in Bewegung, was in seinem Fall ebenfalls zur Spannungsreduktion beiträgt.

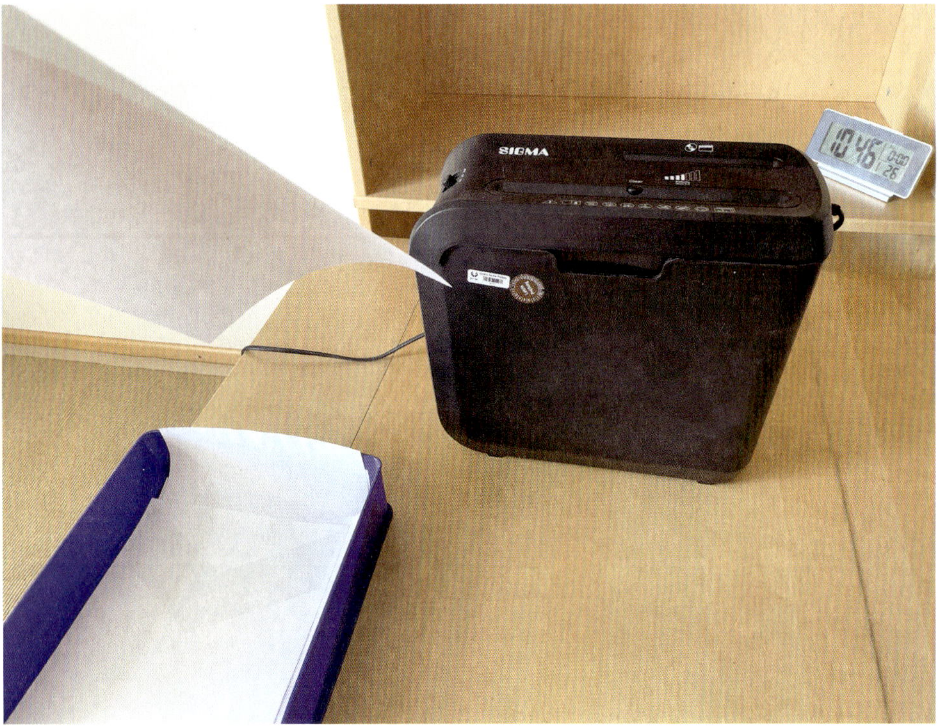

6.2 Ablenken durch Gedanken

Entspannungsgedanken

Wenn Ronnie aus der Pause an seinen Arbeitsplatz zurückkommt, ist er häufig sehr angespannt, da die Pause anstrengend für ihn ist. Daher zeigt ihm sein Tagesplan, dass er nach der Pause auf die Liste seiner Entspannungsgedanken schauen soll. Ronnie kann sich dann selber die aufgeführten Themen nacheinander durchlesen und kommt darüber auf andere Gedanken. Nach dem Lesen soll Ronnie selber entscheiden, ob er wieder bereit ist, zu arbeiten oder ob er nochmals die Liste durchgehen möchte.

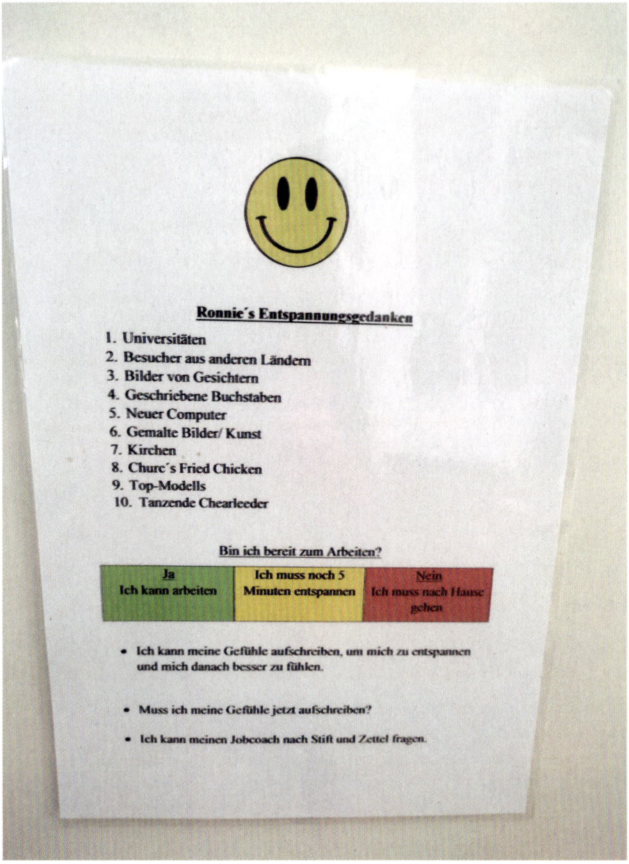

Themen to go

Wenn Noah in Anspannung gerät, kann er sich gut ablenken, indem er Fotos zu seinen Lieblingsthemen anschaut. Damit er die Bilder jederzeit verfügbar hat, trägt er diese in einer Bauchtasche mit sich herum.

Mitunter kommt Noah nicht von sich aus auf die Idee, die Bilder zu betrachten und sich mit diesen Themen zu beschäftigen. Erkennt eine Bezugsperson dann, dass sein Erregungsgrad steigt, wird er mithilfe eines visuellen Hinweises an die Bauchtasche und die darin liegenden Bilder erinnert.

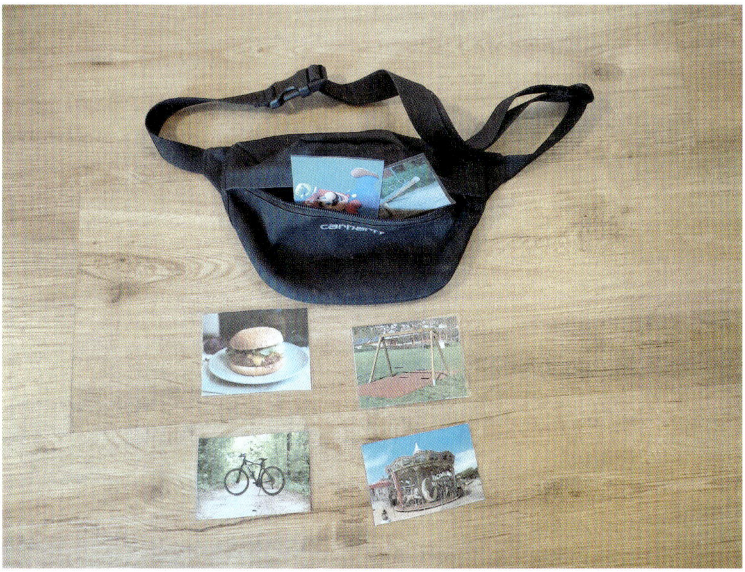

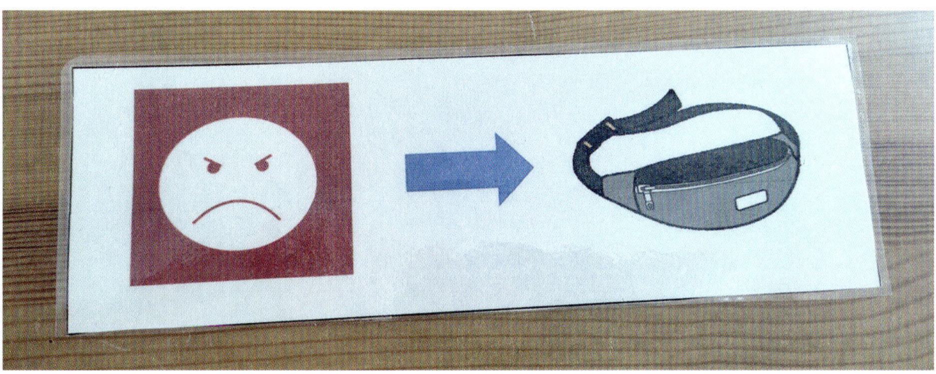

BVB

Simon ist großer Borussia-Dortmund-Fan und erzählt sehr viel über seinen Lieblingsverein. Durch Gespräche über den BVB kann man häufig einen entspannten Zustand bei ihm herstellen und ihn von herausfordernden Gedanken ablenken.

Da es für die Bezugspersonen nicht immer möglich ist, ein ausführliches Gespräch mit Simon zu führen, wurde die „BVB-Beruhigungsmappe" für ihn erstellt. Hier sind typische für Simon interessante Themen rund um den BVB aufgelistet. Ist erkennbar, dass Simon sich entspannen muss, wird ihm die Mappe gereicht. Simon redet dann nacheinander über die abgebildeten Themen, auch wenn keine Bezugsperson darauf antwortet. Nachdem er seine Gedanken zum Foto ausgesprochen hat, legt er die entsprechende Karte in das Fertig-Fach und wechselt zum nächsten Thema.

Wenn Simon besonders stark angespannt ist, lässt sich die Mappe gut nutzen, um ablenkende Gespräche mit den Bezugspersonen zu initiieren.

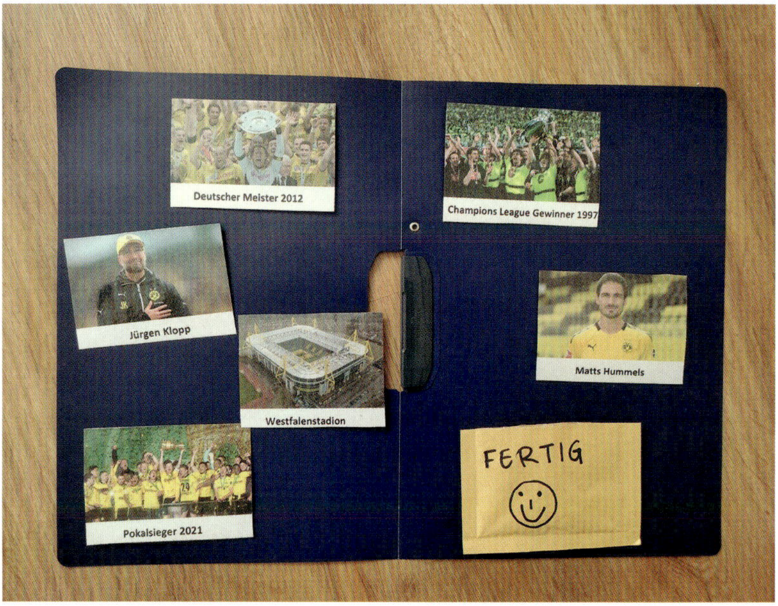

6.3 Weitere Ideen zur mentalen Ablenkung

- Sortieren nach Farben/Buchstaben/Zahlen etc.
- etwas Strukturierendes wie IQ Puzzler
- Kugelbahn
- Listen erstellen (z. B. Reise/Schiffs/Eisenbahnrouten aufschreiben)
- Glitzerstange (Liquid Timer)
- Pop it/Fidget Spinner
- Ordner mit Sammelbildern
- Zen-Doodle (https://feltmagnet.com/drawing/How-to-Create-a-Great-Zendoodle)
- Eigentlich egal was, solange es das Interesse und die Konzentration erweckt (und keiner Person schadet) z. B. Bügeln
- Bücher anschauen/lesen

7. Stimulation und körperliche Aktivität

Stress und Gefühle drücken sich körperlich aus: in der Art, wie man atmet, sich bewegt oder welche Reize man sich setzt. Das kann man bei sich selbst und anderen beobachten, und weil es so typisch ist, finden sich im allgemeinen Sprachgebrauch viele entsprechende Redewendungen:

- vor Spannung die Luft anhalten
- vor Aufregung stockt der Atem
- vor Wut die Fäuste ballen
- vor Freude tanzen
- in einer unangenehmen Situation die Zähne zusammenbeißen
- aus Frust essen / Kummerspeck

Nun funktioniert es aber auch andersherum: Durch bestimmte Körperhaltungen und Muskelbewegungen, durch die Veränderung des Atemrhythmus oder das Erleben bestimmter Reize kann man die eigene Anspannung und seine Gefühle auch direkt beeinflussen. So kann eine bewusst eingenommene aufrechte Körperhaltung dazu führen, dass man sich stärker und selbstsicherer fühlt. In einer Studie mit 3.878 Teilnehmenden aus 19 Ländern stellten Coles et al. (2022) fest, dass bereits ein Grinsen einen positiven Effekt auf das Befinden hat. So wurden Gefühle von Freude verstärkt oder ausgelöst, wenn die Personen ihr Gesicht zu einem Grinsen verzogen (indem sie zum Beispiel einen abgebildeten Gesichtsausdruck nachahmten).

Die folgenden Beispiele gliedern sich in drei Bereiche:

1. Strategien, um bestimmte Stimulation hervorzurufen,
2. Übungen und Aktivitäten, die die Atmung verändern und
3. Ideen für körperliche Aktivitäten und gezielte Muskelbewegungen.

7.1 Strategien, um bestimmte Stimulation hervorzurufen: Reize, die beruhigend wirken

Perlenmatte

Finn kann gut zur Ruhe kommen (und entspannt bleiben), wenn er an seinem Körper Oberflächenstrukturen spürt, die eine starke Rückmeldung geben. Daher liegt auf seinem Stuhl eine Perlenmatte. Bewusst wurde auch ein für ihn sehr enger Stuhl mit Seitenlehnen ausgewählt, da die spürbaren Begrenzungen ebenfalls einen spannungslösenden Effekt haben.

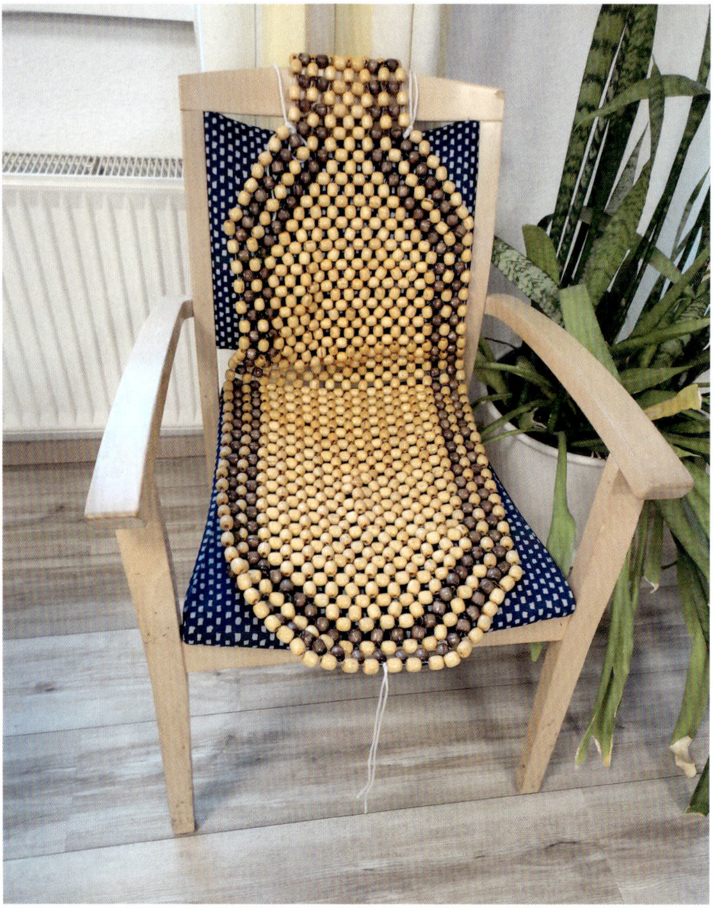

Stirnband

In hohen Erregungszuständen fordert sich Josef immer wieder ein, dass seine Bezugspersonen seinen Kopf mit beiden Händen fest drücken. Wird sein Bedürfnis erfüllt, kommt er dabei häufig zur Ruhe.

Es hat sich als hilfreich erwiesen, Josef bereits vorbeugend oder bei beginnender Erregung ein enges Stirnband aufzusetzen, das einen ähnlichen Effekt herstellt. Alternativ dazu kann auch ein enges Basecap eingesetzt werden.

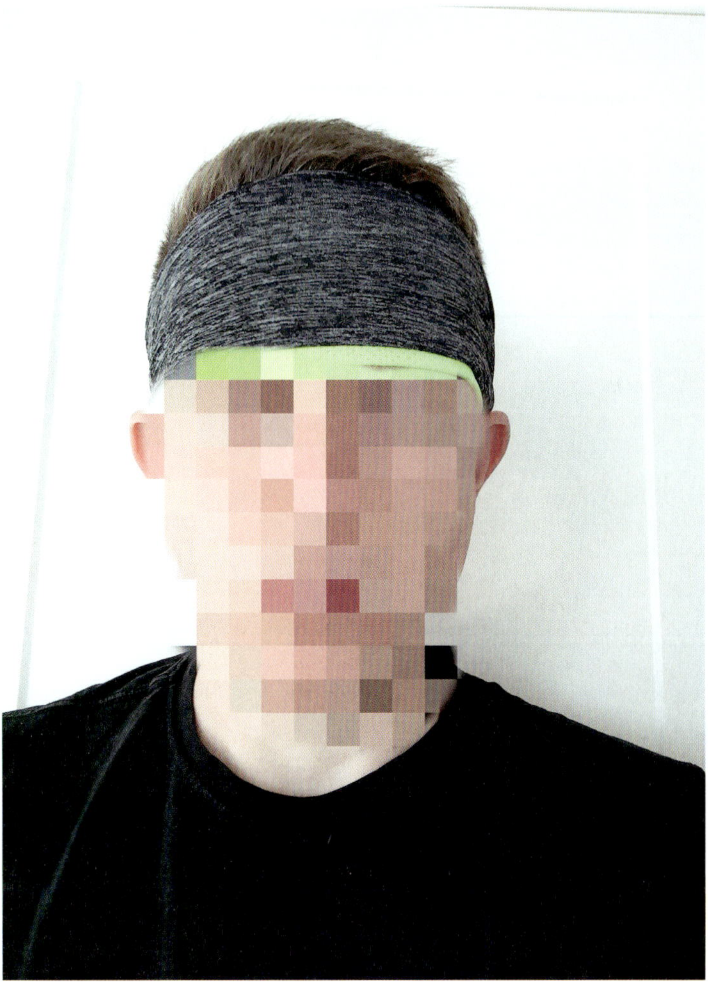

Tastbrett und Tastbrett Gürtel

Durch längere Beobachtung ließ sich erkennen, dass Hans immer wieder mit den Fingerspitzen über Oberflächen fährt, die eine starke Rückmeldung geben (rauh, spitz, kratzig). In solchen Situationen wirkt er sehr entspannt. Da Hans besonders in Essenssituationen mit anderen Gruppenmitgliedern zu Stress neigt, bekam er ein Tastbrett an seinen Essplatz, das er zur Spannungsregulation nutzen kann. Das Brett ist aber auch abnehmbar, sodass man es an verschiedenen Orten einsetzen kann. Als Gegenstände für das Tastbrett wurden solche ausgewählt, die Hans im Alltag von sich aus am häufigsten betastete.

Walter scheint sich ebenfalls durch das Reiben über verschiedene Oberflächen entspannen zu können. Damit er jederzeit auf die von ihm bevorzugten Oberflächen zurückgreifen kann, wurden entsprechende Materialien auf seinem Gürtel befestigt.

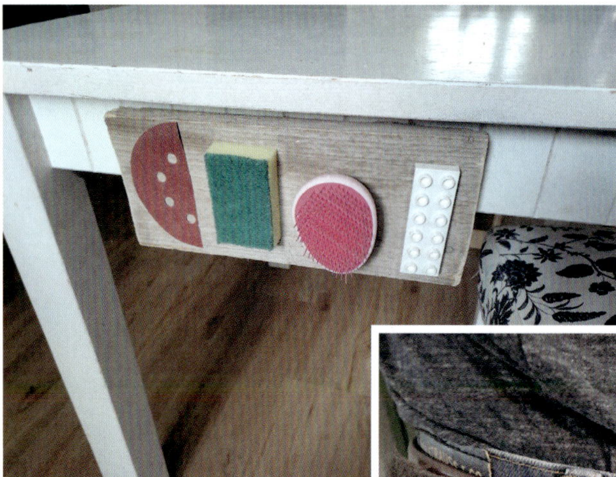

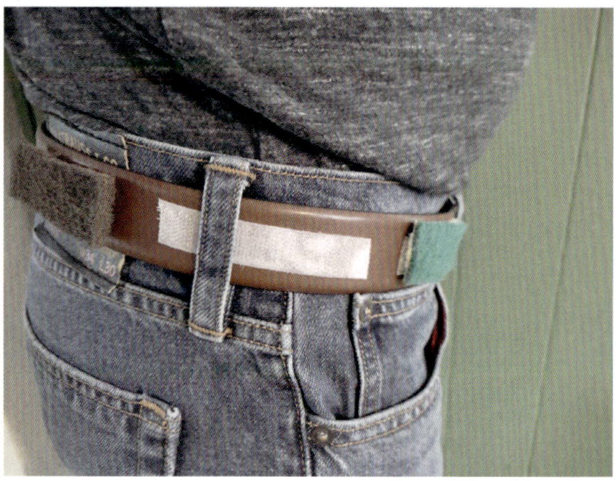

Geschmacksdöschen

Leo steckt sich im Alltag immer wieder Dinge in den Mund, die einen starken Reiz bieten (z. B. Lebensmittel mit scharfem Geschmack; harte Gegenstände, auf denen er kauen kann). Dabei kommt Leo nach den Beobachtungen der Bezugspersonen häufig zur Ruhe.

Diese Erkenntnis wurde aufgegriffen, um ihm ein individuelles Entspannungsangebot nach seinen Vorlieben zu gestalten – die „Geschmacks-Döschen“: In den Dosen befinden sich unterschiedliche Lebensmittel und Gewürze, die durch Geschmack oder Konsistenz eine deutliche Rückmeldung geben (z. B. Wasabi-Nüsse, scharfe Kaugummis, harte Möhren, Brausepulver). Da Leo alle Lebensmittel womöglich auf einmal verzehren würde und der Entspannungsmoment folglich stark verkürzt wäre, werden die Lebensmittel in kleine Dosen mit Deckel gefüllt. Leo kann sich mittlerweile gut an die Regel halten, die nächste Dose erst nach Ablaufen der Sandhuhr zu öffnen.

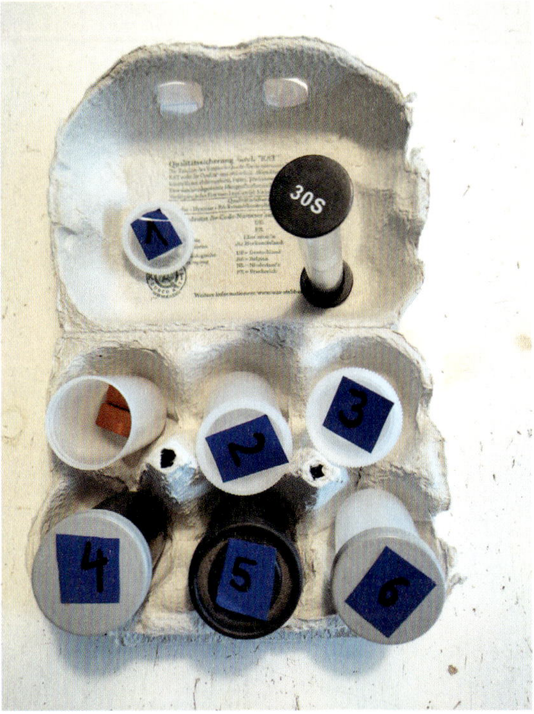

Handmassage und Handwaschpaste

Malik wird sehr ruhig, wenn seine Hände massiert werden. Aktuell wird Malik dazu angeleitet, sich auch selbstständig die Hände zu massieren. Durch eine sichtbare und nicht zu schnell einziehende Handcreme wird ihm verdeutlicht, wo und wie lange er sich massieren soll („Fertig“ ist er, wenn keine Creme mehr sichtbar ist).

Auch Manfred entspannt sich durch starke Reize an der Handfläche und dem Handrücken. In seinem Fall wird ihm sandhaltige Handwaschpaste auf die Hände geschmiert, die er dann über einer Schüssel oder dem Waschbecken abreibt.

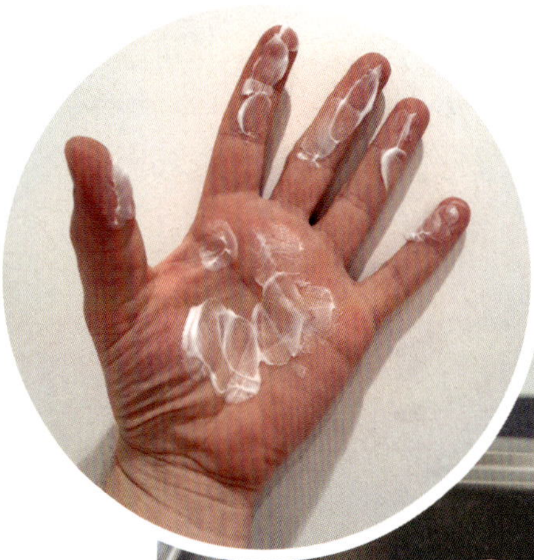

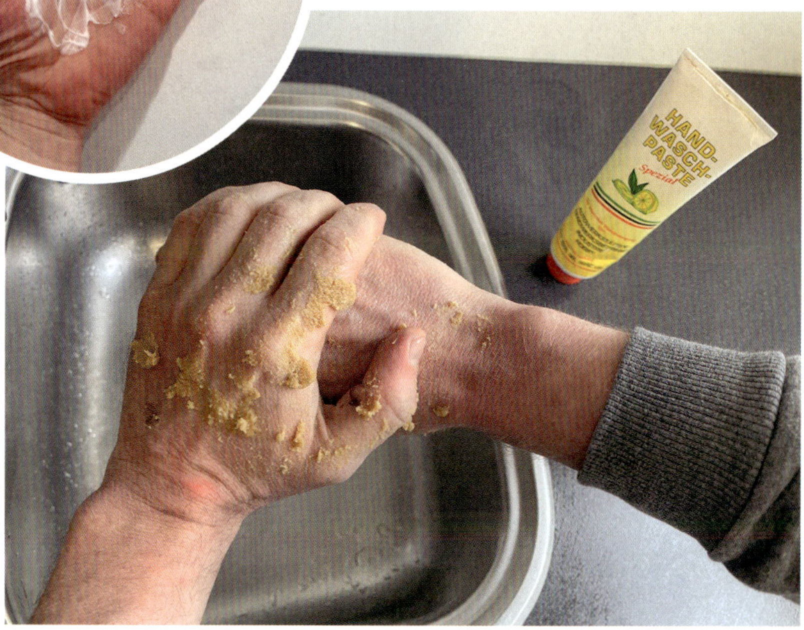

Massage

Für Konrad sind Übergänge zwischen zwei Orten häufig sehr anstrengend. Besonders wenn er mit dem Bus aus der Schule nach Hause kommt, steht er oft sehr unter Spannung. Um ihm den Einstieg in den Nachmittag zu erleichtern, erhält er schon an der Eingangstür den Hinweis, zu seiner Massagematte zu gehen. Konrad kommt hier zur Ruhe und kann sich dann besser auf die weiteren Anforderungen einlassen.

Um Konrad auch bei außerhäuslichen Aktivitäten spontan eine ähnliche Entspannungsmöglichkeit schaffen zu können, nehmen die Eltern einen akkubetriebenen Massagestab mit, den Konrad mittlerweile selber bedient.

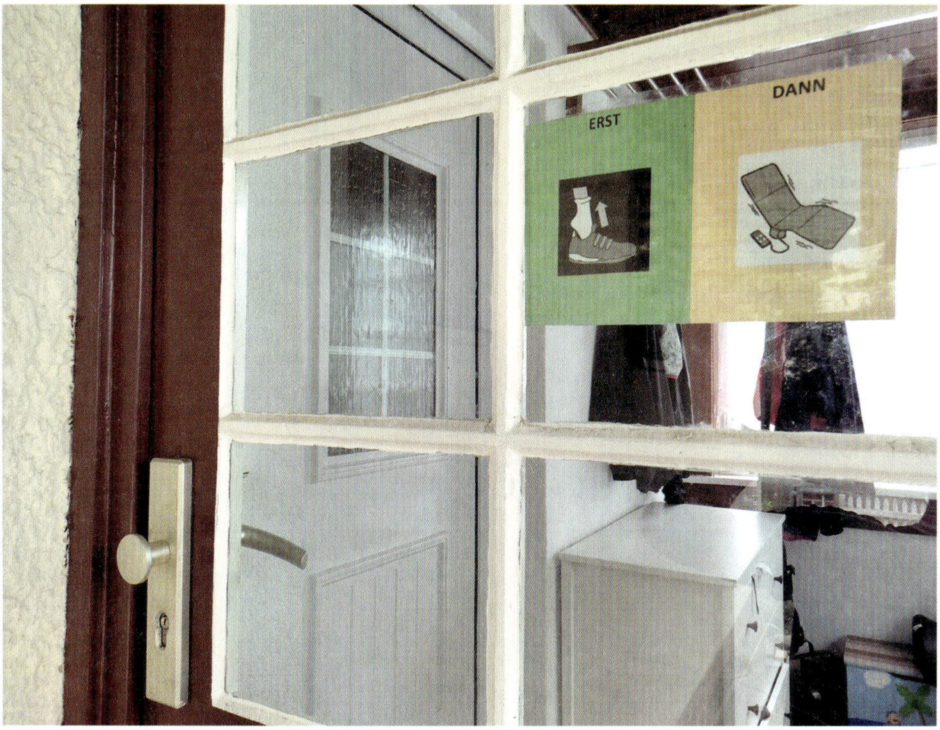

Riech-Kiste und Riech-Streifen

Fred entspannt sich bei bestimmten Gerüchen und kann dies für die Spannungsregulation nutzen. Er bekam eine „Riech-mal-dran-Kiste", in der sich verschiedene Duftkissen und andere Gegenstände befinden, die für Fred angenehm riechen. Für den spontanen Einsatz unterwegs haben die Bezugspersonen Parfum-Teststreifen dabei, die zuvor mit verschiedenen Gerüchen besprüht wurden.

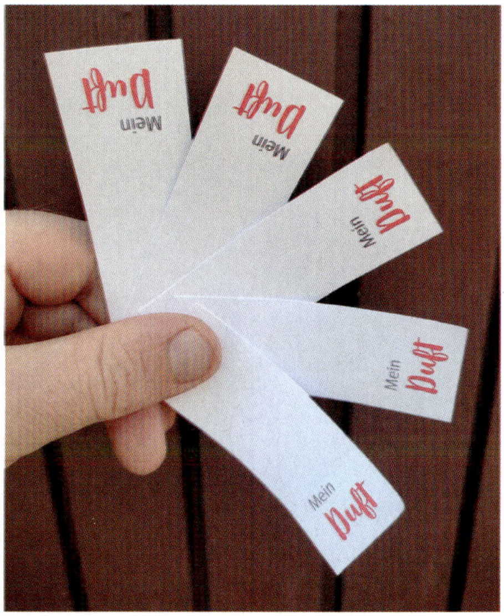

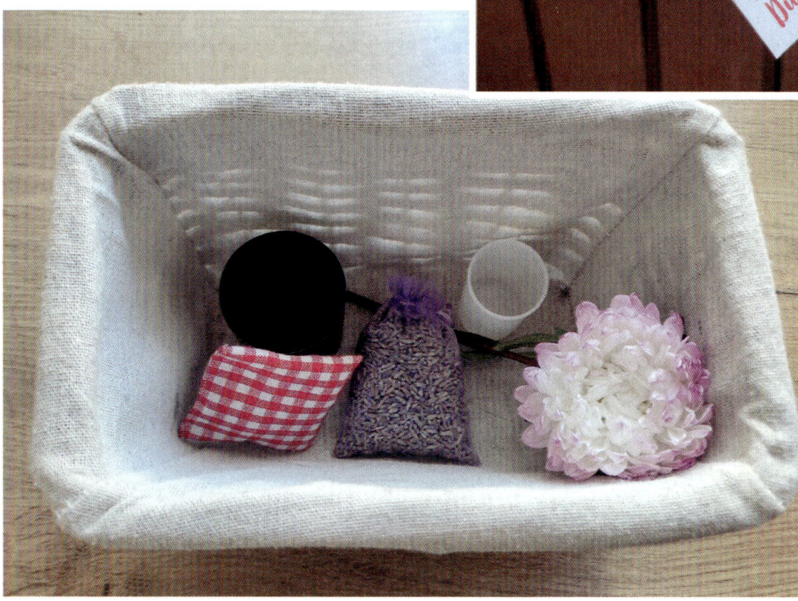

Therabänder

Fiona kommt zur Ruhe, wenn ihr besonders enge Kleidung angezogen wird, die einen gewissen Druck auf ihren Körper ausübt. Alternativ oder ergänzend dazu können Thera-Bänder, die am Oberkörper befestigt werden, eine entspannende Wirkung bei Fiona hervorrufen.

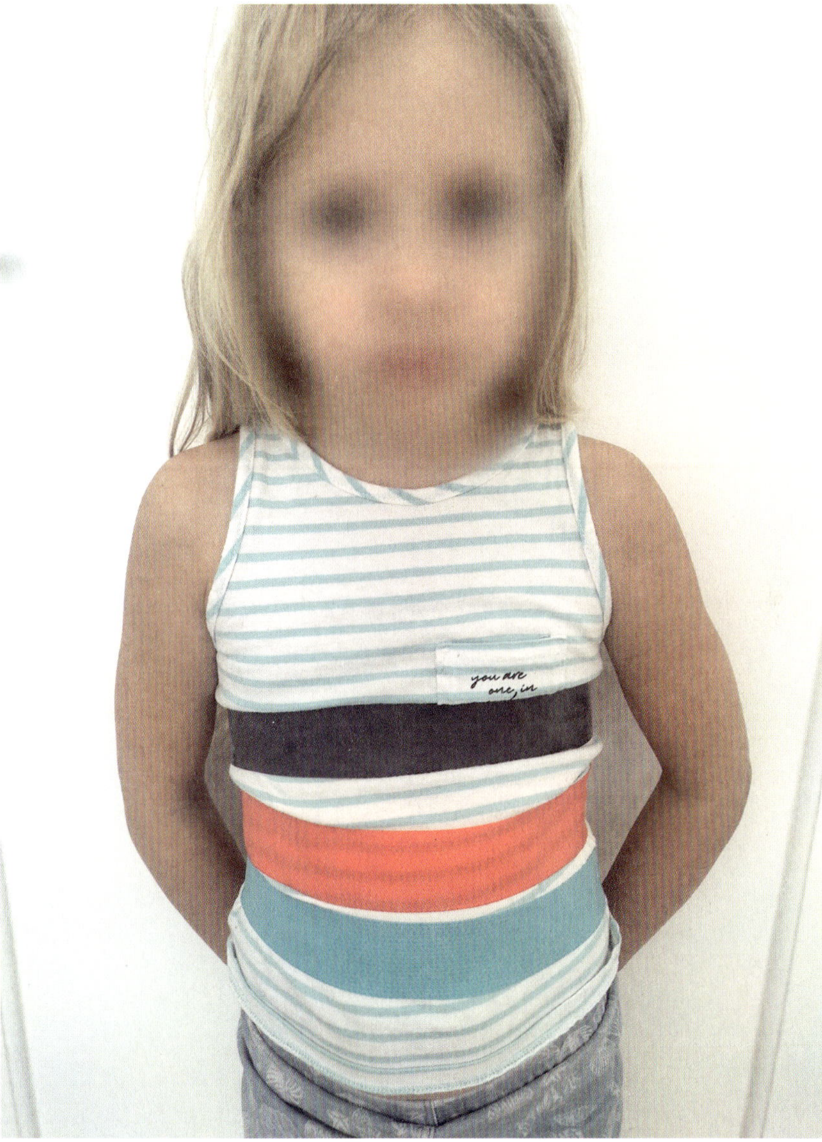

Visuelle Stimulation

Ida zeigt eine große Faszination für Lichteffekte und sich bewegende visuelle Reize. Je nachdem, wie angespannt sie ist und wo dies passiert, kommen unterschiedliche Dinge zum Einsatz, die eine visuelle Stimulierung bieten.

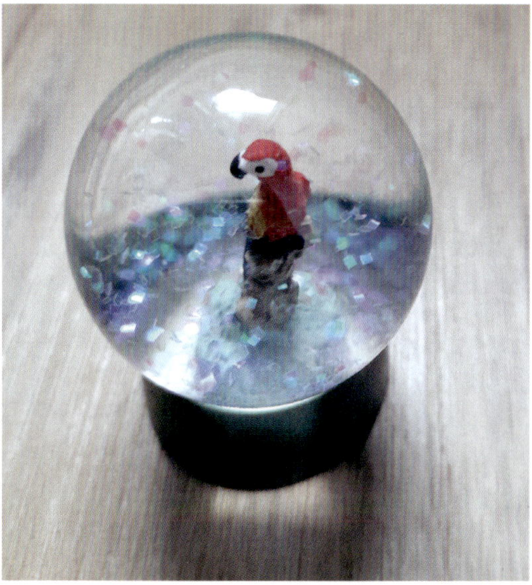

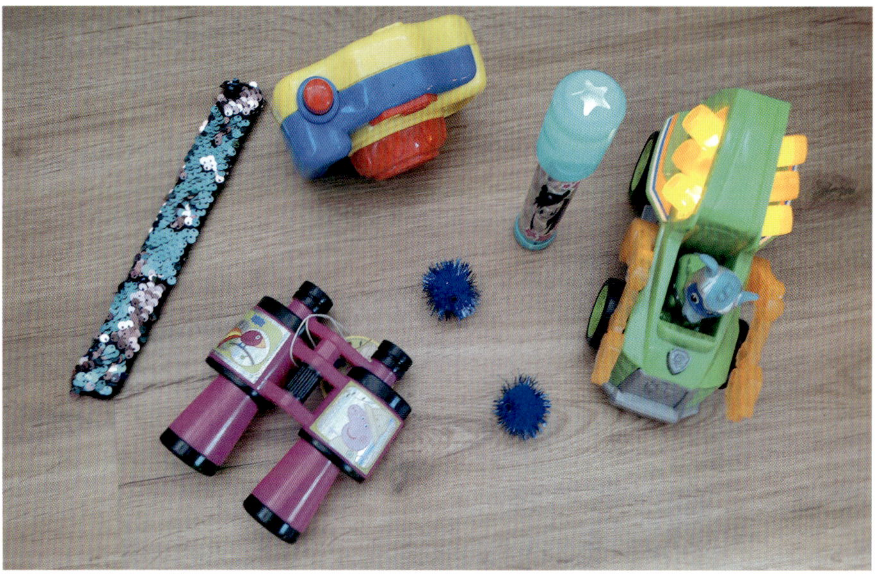

Wärme

Sebastian genießt das Baden in der Wanne und entspannt dabei. Offensichtlich löst die Wärme ein entspannendes Gefühl bei ihm aus. Damit er das Baden beenden kann, ist es hilfreich, ihm visuell deutlich zu machen, wie lange er baden darf: So lange bis alle Schwämme ausgedrückt in der Schüssel liegen. Ein regelmäßiges Entspannungsbad nach dem Heimkommen aus der Kita hilft ihm, entspannter durch den Nachmittag zu kommen.

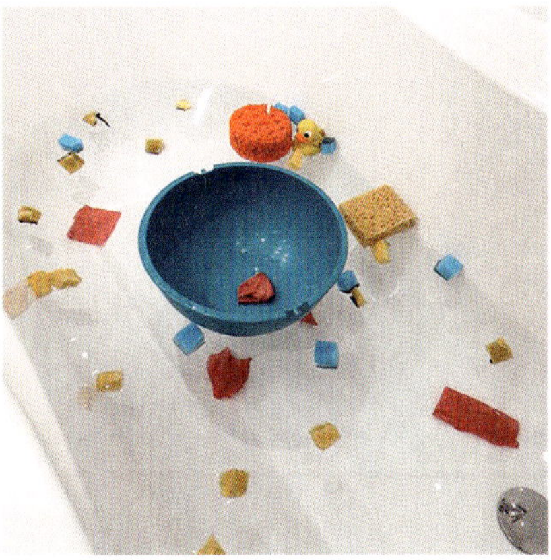

Für den spontanen Einsatz in kritischen Situationen bieten sich ein Wärmekissen oder eine Wärmeflasche an. Ein Taschenwärmer ist gut für unterwegs, da er sofort aktiviert werden kann.

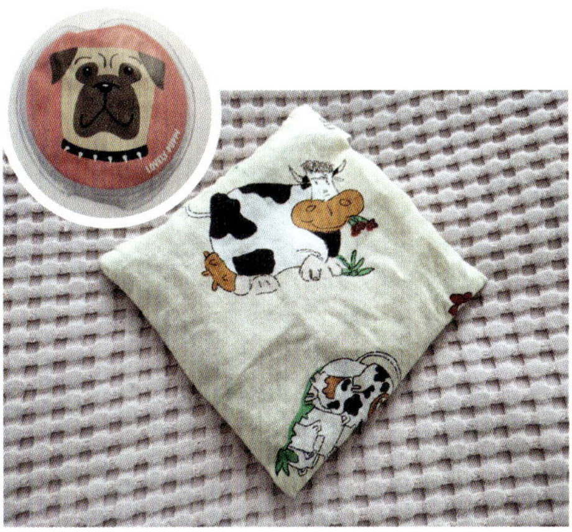

Kälte

Barbara sucht häufig besonders in Momenten der hohen Erregung nach extremen Reizen. Eher zufällig wurde entdeckt, dass Kältereize auf ihrer Haut bei ihr zur Reduzierung der Anspannung führen können. In Momenten, in denen Barbara gestresst oder angespannt wirkt, werden ihr daher Kaltkompressen bereitgelegt, die sie sich dann auf verschiedene Körperstellen legt (meist Gesicht, Arme oder Bauch). Erfreulicherweise zeigt Barbara über einfache Gesten immer häufiger von sich aus an, wenn sie die Coolpacks haben möchte.

Vor Situationen, die möglicherweise für Barbara herausfordernd werden könnten, wird sie auch gefragt, ob sie einen Thermogurt tragen möchte, in den sich Kältekompressen integrieren lassen.

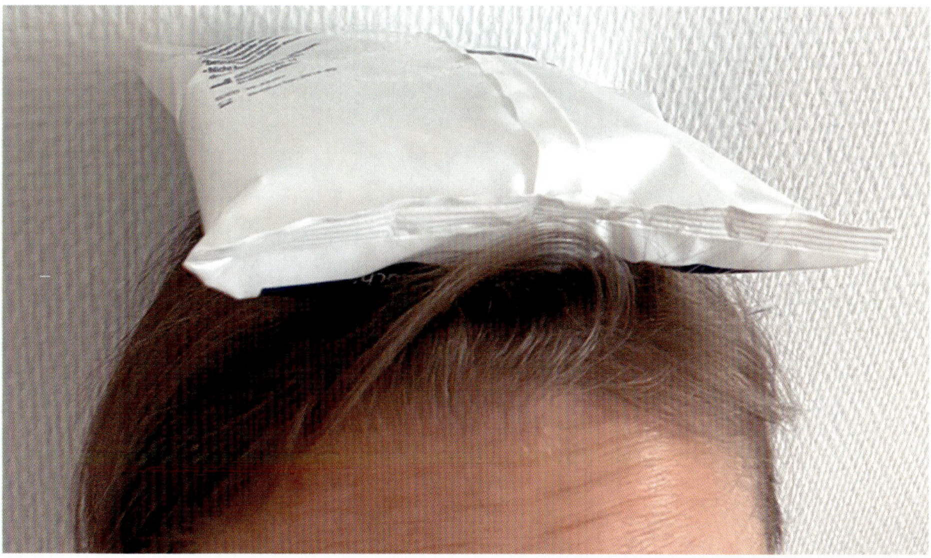

Kopfkrauler

Wenn Amir in seiner Wohngruppe unruhig wird und gestresst erscheint, wird er mit einem visuellen Hinweis (Foto) aufgefordert, sich sein Kopfmassagegerät zu holen. Hiermit massiert er sich dann den Kopf, was meist einen spannungsregulierenden Effekt zur Folge hat. Wenn er sehr erregt ist, wird das Gerät durch eine Begleitperson geführt.

Aktuell erkennen die Betreuungspersonen, dass Amir immer häufiger von sich aus das Massagegerät holt.

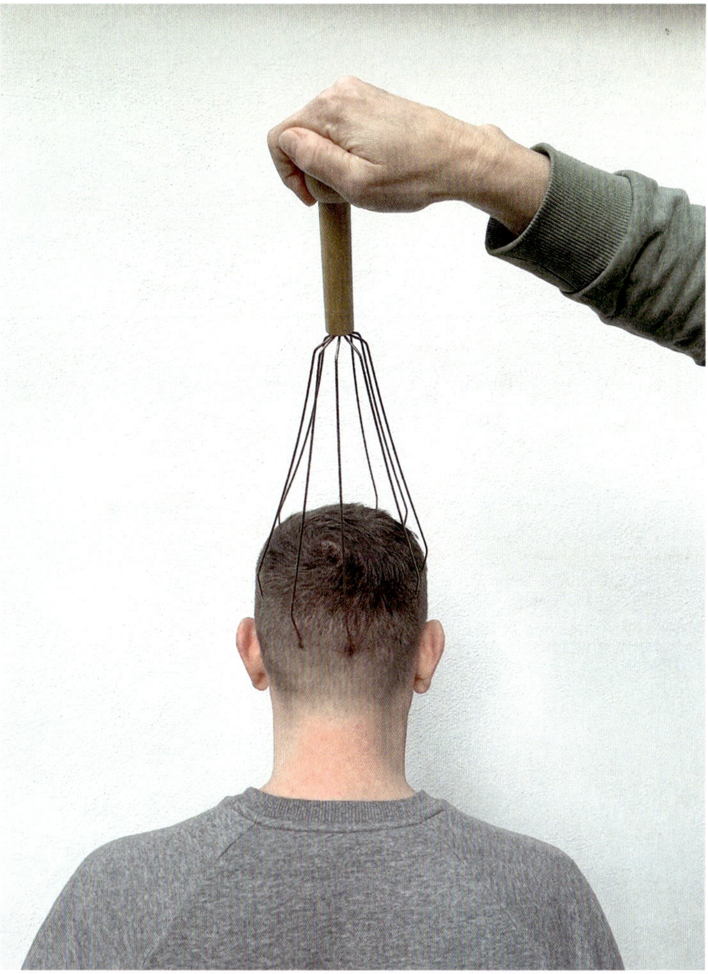

Beschwerung

Anita kann sich sichtlich entspannen, wenn sie ein deutliches Gewicht auf sich spürt (z. B. Beschwerungsdecke, mit Quarzsand befüllte Säckchen / Kuscheltiere). Hier kommt häufig eine schwere Weste zum Einsatz.

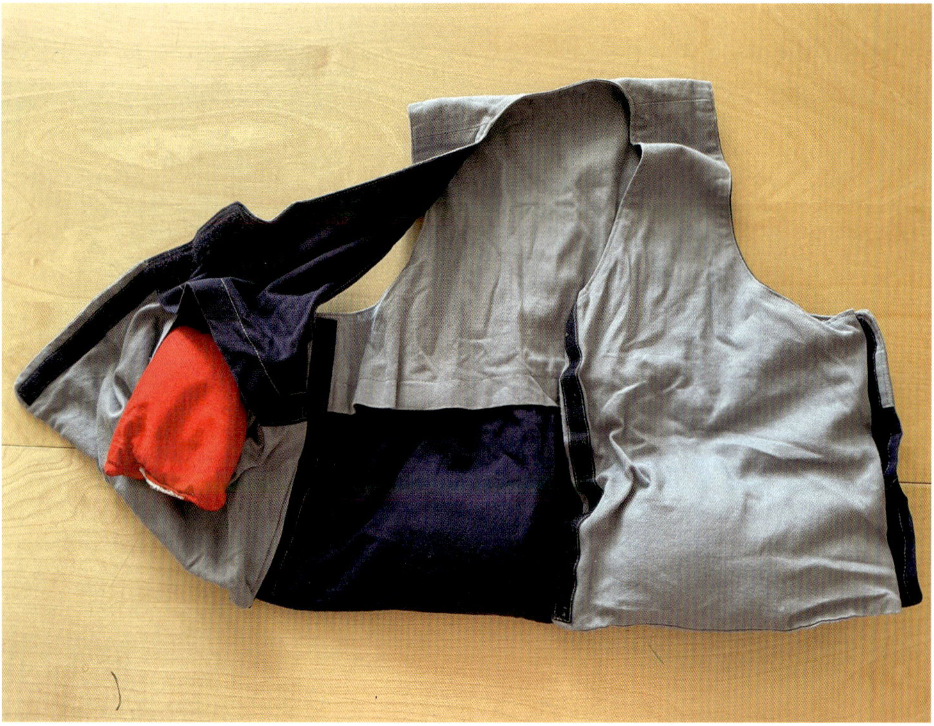

Akupressur Fingerring und Armband

Zur Spannungsabfuhr eignen sich auch Akupressur-Ringe oder entsprechende Armbänder, mit denen man gezielt Druck ausüben oder sich Finger, Handflächen und Handgelenke massieren kann. Samira nutzt ihr Armband in Stresssituationen und stimuliert damit unauffällig ihr linkes Handgelenk. Da sie dann mit der rechten Hand ihren linken Unterarm festhält, vermeidet sie zugleich, dass sie Dinge zerstört. (Früher brach sie Stifte entzwei oder riss an ihren Haaren, wenn sie sehr angespannt war.)

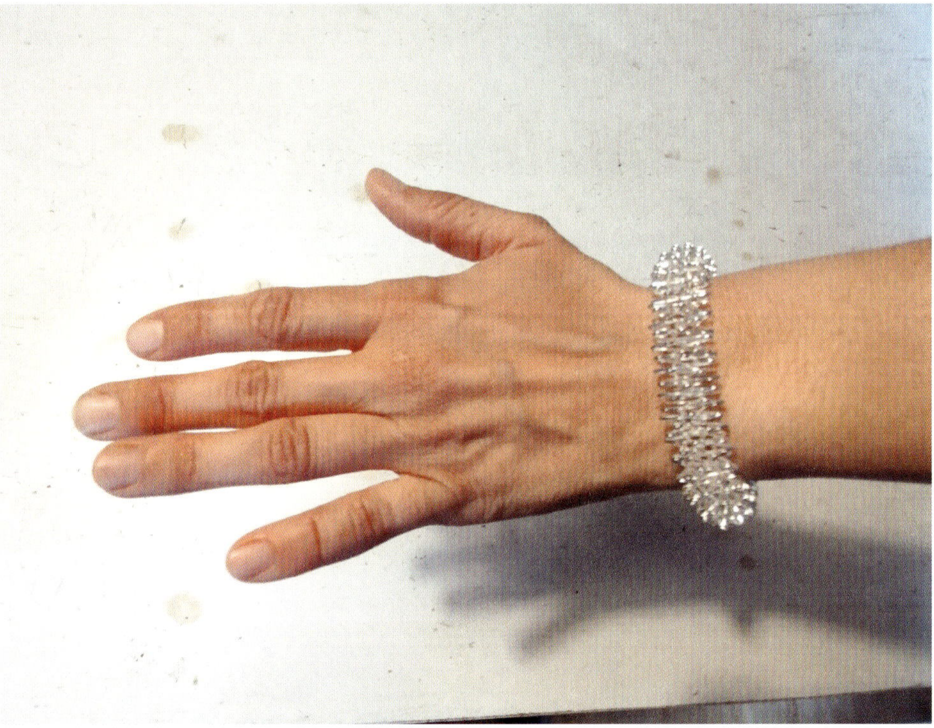

Wärmetier

Wärmetiere kombinieren die Effekte von Druck und Wärme miteinander: Sie sind zum einen schwer, lassen sich in der Mikrowelle aber auch erhitzen und geben die Wärme dann über längere Zeit ab. In angespannten Situationen mag Sarah es, wenn gleich mehrere Wärmetiere auf ihrem Bauch sitzen!

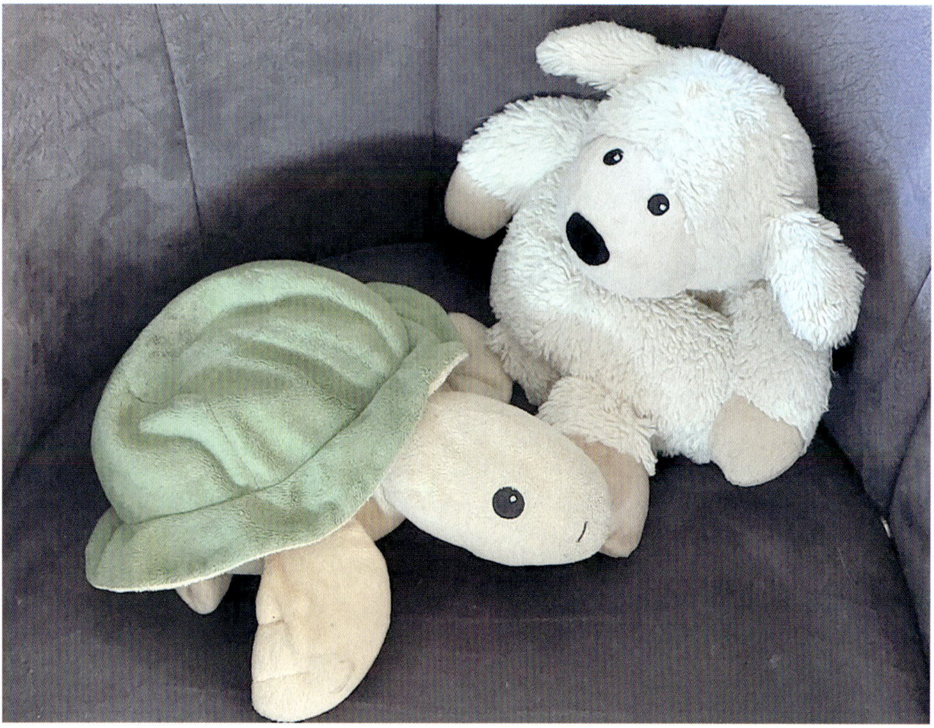

Vibrations-Tier (zum Aufziehen)

Ricardo wird ruhiger, wenn er Reize spürt, die „durch den Körper gehen". Da profitiert er von allem, was vibriert und die Schwingungen ins Körperinnere trägt. Seine Mutter hat daher immer ein kleines Vibrations-Tier in der Tasche, das sie Ricardo geben kann, wenn er sich aufregt. Er hält das Tier dann in seiner Hand und zieht wiederholt an der Schnur (Schwanz), wodurch er die Vibration aktiviert. Zuhause nutzt er auch gern ein größeres Vibrationskissen, das er gern ganz festhält und sich vor die Brust drückt.

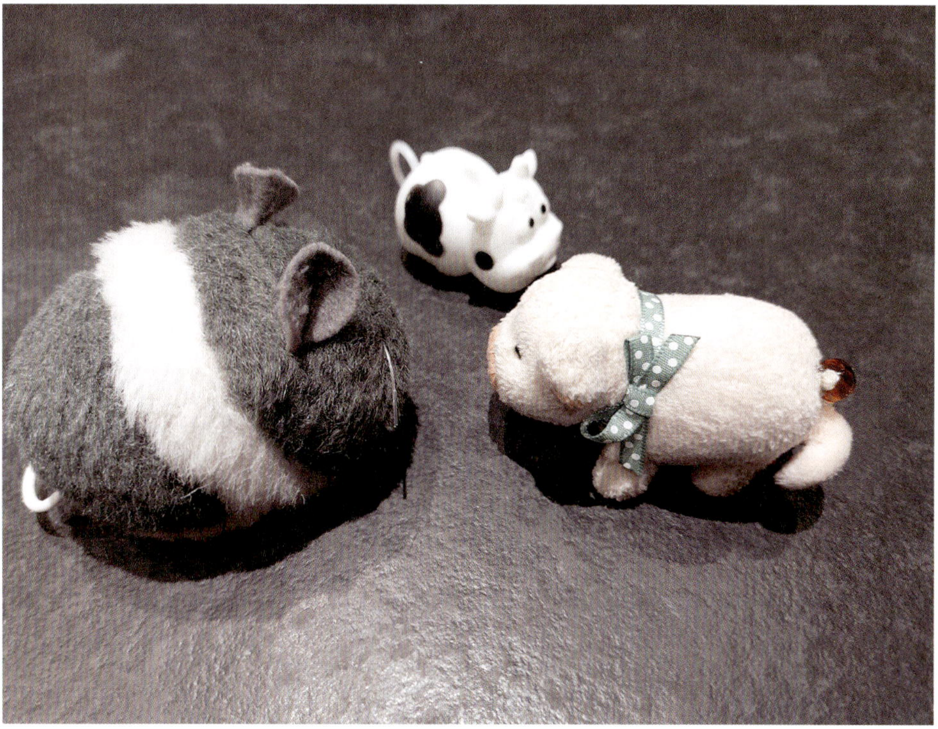

7.1.1 Weitere Ideen zu beruhigenden Reizen

- Erbsenbad für die Hände, Erbsen vorher in der Mikrowelle erwärmen
- Haustier streicheln
- vibrierendes Business-Kissen
- Kinetic Sand
- taktil Gummibänder flipsen (solange keine Selbstverletzung stattfindet)
- Geräusche: Weißes Rauschen, graues Rauschen, Wasser-Geräusche, Cheminee-Feuer
- Senseez Sitzkissen
- APP: Antistress-Entspannungsspiel (kostenlos)
- Fidgets: Spinner, Ring, Push-Pop

- Eiskaltes oder warmes Wasser trinken
- Igelbälle
- Kristalle (Spezialinteresse) mit den Händen anschauen
- Schwimmhilfen über Körper stülpen
- Liziqi Entspannende Natur/Handwerks/Lebensmittel-Videos
- Kastanien-Bad
- nicht mobil aber schön: Klangwasserbett
- Fußbad unter dem Tisch zur Temperaturregulation
- Rasierschaum
- Knete, Zauberknete, Slime
- Lestage-Gewichtsdecke
- Geschmack: Zitronensaft trinken, scharfe Kaugummis kauen

- Heizkissen
- Musik hören
- Holzklotz mit verschiedenen Oberflächen
- Druckmassage
- Ventilator laufen lassen
- Hautpeeling
- Aquaperlen
- www.skills-shop.ch
- Silikon-Spülschwämme
- Akupressur-Matte/Kiste
- Geräusche: Weißes Rauschen, graues Rauschen, Wasser-Geräusche, Cheminee-Feuer
- Schwämme, Bürsten, Pinsel

7.2 Übungen und Aktivitäten, die die Atmung verändern

Instruktion Atmen mit Objekten

Um Claus zu vermitteln, dass er mal tief durchatmen soll, wurde dies mithilfe konkreter Gegenstände geübt: An einem frischen Rosmarinzweig riechen (= tief einatmen) und eine Kerze ausblasen (= kräftig ausatmen). Für seine Atemübung stehen drei Zweige und drei Kerzen in abwechselnder Reihenfolge bereit. Claus hat gelernt, sich nacheinander einen Zweig beziehungsweise eine Kerze zu nehmen und entsprechend zu nutzen. Anschließend legt er die Gegenstände in den „Fertig-Behälter“.

Aufgrund interner Brandschutzbedingungen der Institution werden mittlerweile LED-Kerzen genutzt, die sich auch auspusten lassen. Nach kurzer Umgewöhnung hat Claus diese auch akzeptiert.

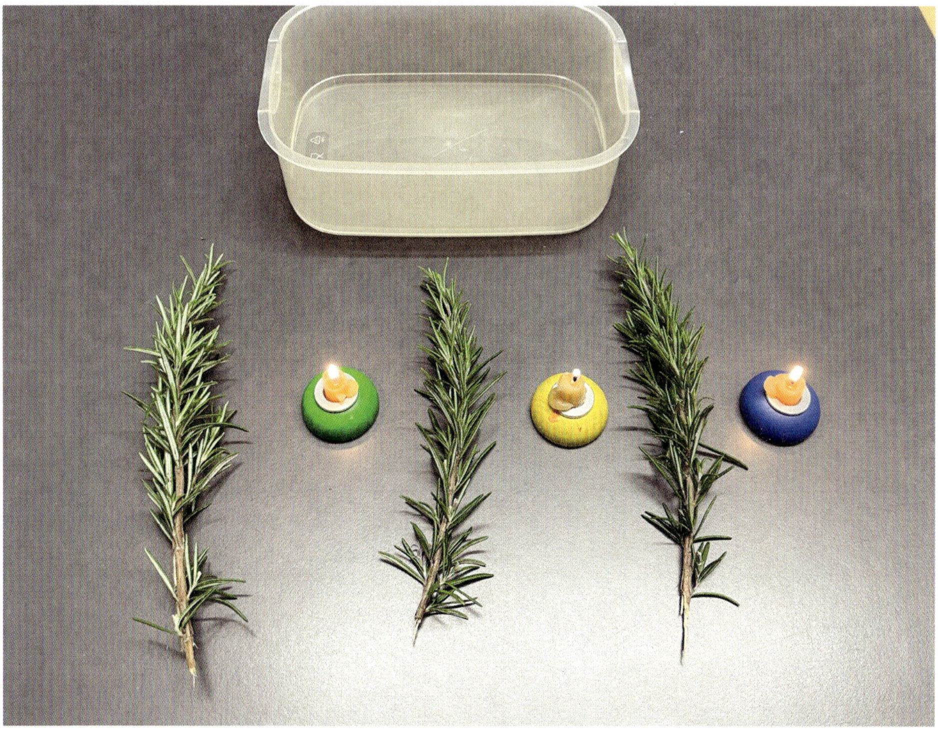

Instruktion Atmen mit Fotos

Um Tina bei der Atemübung anzuleiten, wurde diese bildliche Instruktion verwendet: Der Rosmarinzweig signalisiert „Einatmen“ (= am duftenden Zweig riechen), die Kerze das „Ausatmen“ (= Kerze ausblasen).. Die Klammer wird Schritt für Schritt versetzt, um anzuzeigen, welcher Atemzug gerade „dran“ ist.

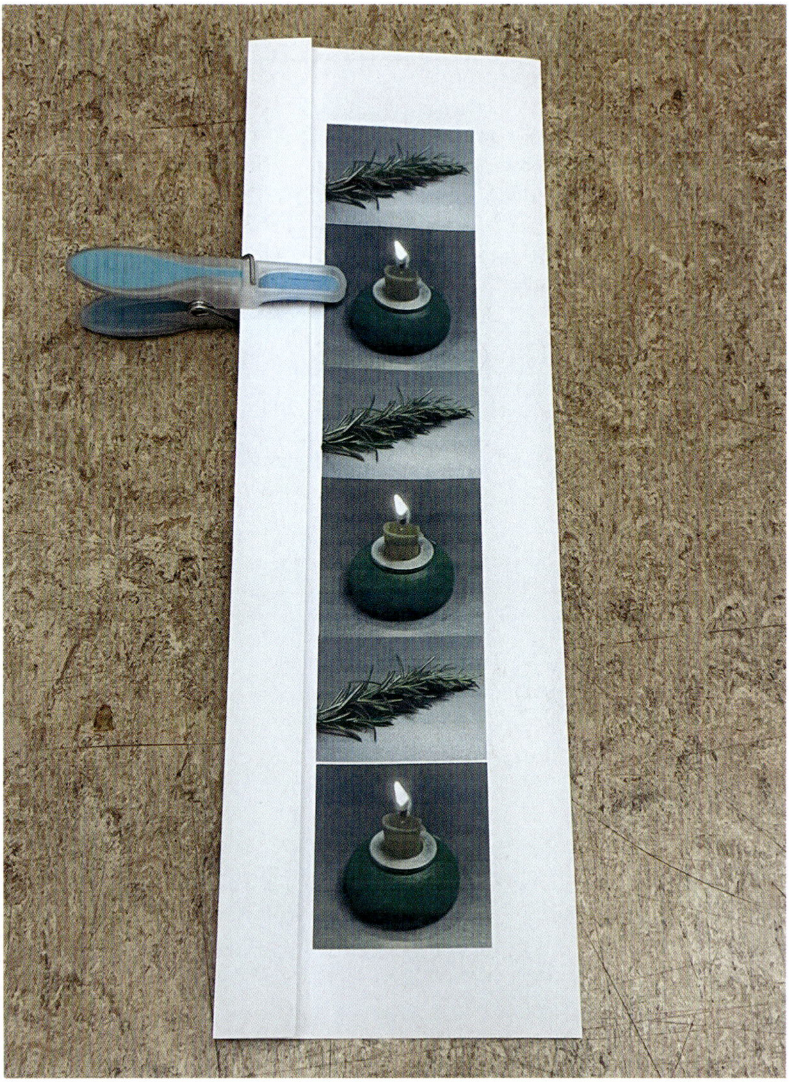

Instruktion zum Atmen mit Piktogrammen

Dieser Instruktionsplan unterstützt Max beim bewussten Atmen, wenn er in eine stressige Situation gerät. Zunächst musste Max bei der Anwendung des Plans unterstützt werden – die Bilder wurden durch eine begleitende Person nach dem jeweiligen Schritt abgenommen. Heute bedient Max den Plan selbstständig. Je nach Situation kann die Anzahl der Bilder auf dem Plan verändert werden.

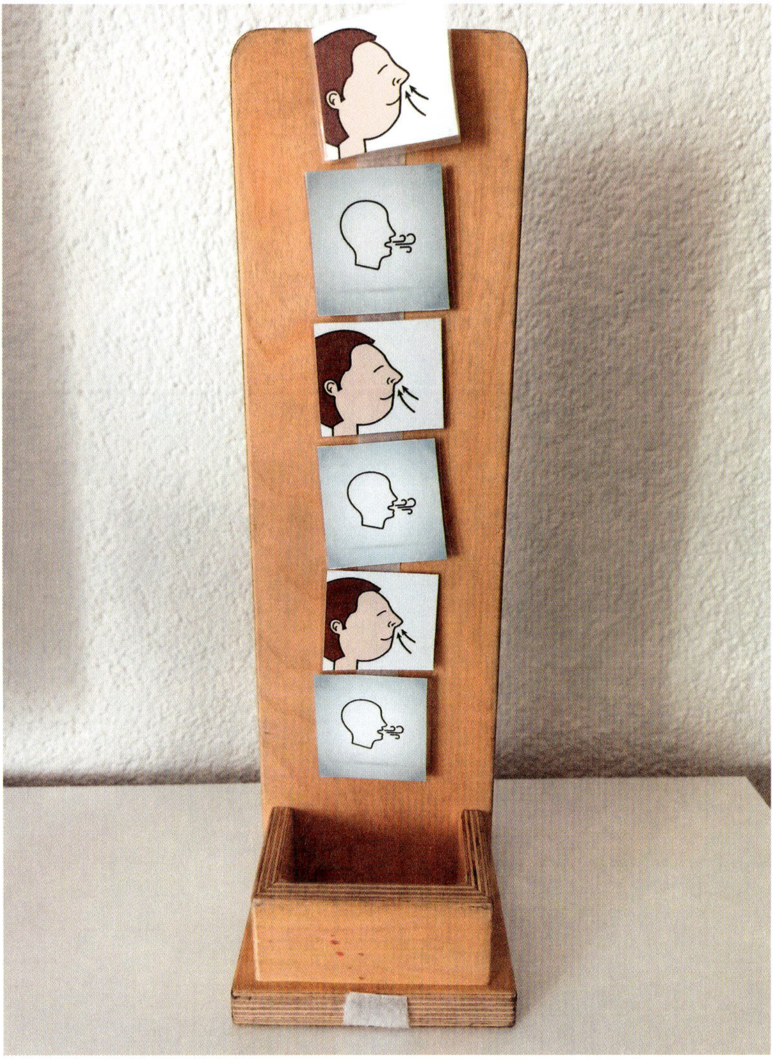

Federn pusten

Marie wird durch Federn auf dem Tisch zum kräftigen Ausatmen ermuntert – ihr Auftrag ist es, die Federn nacheinander vom Tisch (oder einer anderen Oberfläche) zu pusten. Um effektiv pusten zu können, muss Marie zuvor tief einatmen.

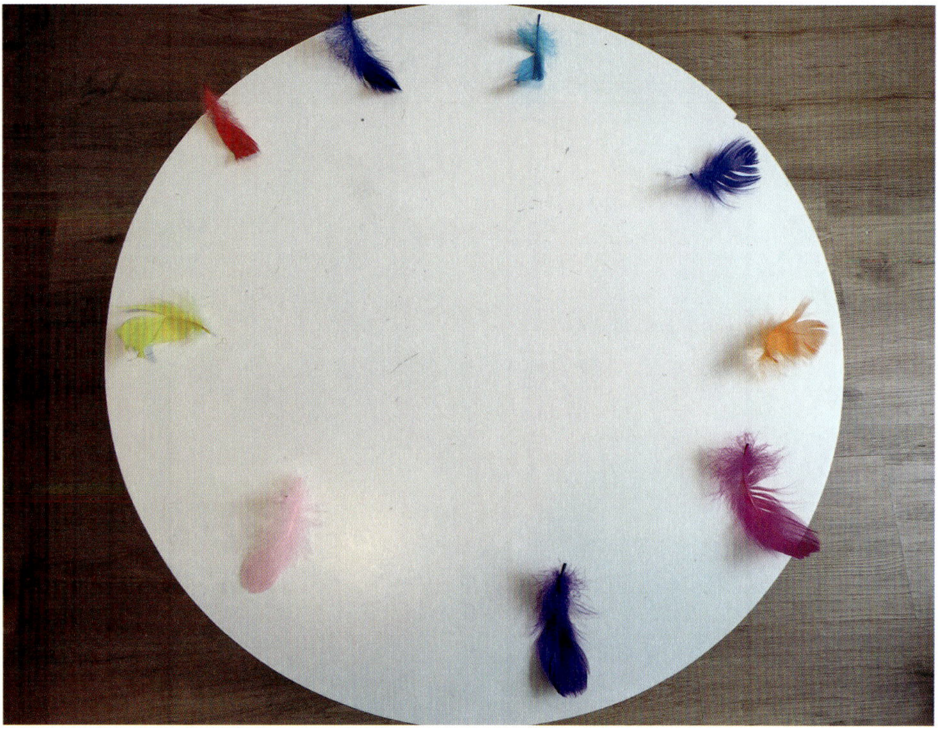

Atem-Ampel

Eine klassische Atemübung besteht darin, für drei bis vier Sekunden so tief wie möglich einzuatmen, dann den Atem so lange anzuhalten, bis man spürt, wie sich der Druck in der Lunge ausdehnt, um dann den Atem ganz kontrolliert so langsam wie möglich ausströmen zu lassen.

Da Jochen nicht einschätzen kann, wie er die einzelnen Schritte zeitlich takten soll, bekam er diese „Atem-Ampel". Die Klammer zeigt ihm an, bei welchem Schritt er gerade ist. Eine Begleitperson schätzt also die Zeit des jeweiligen Abschnitts ein und setzt dann die Klammer weiter.

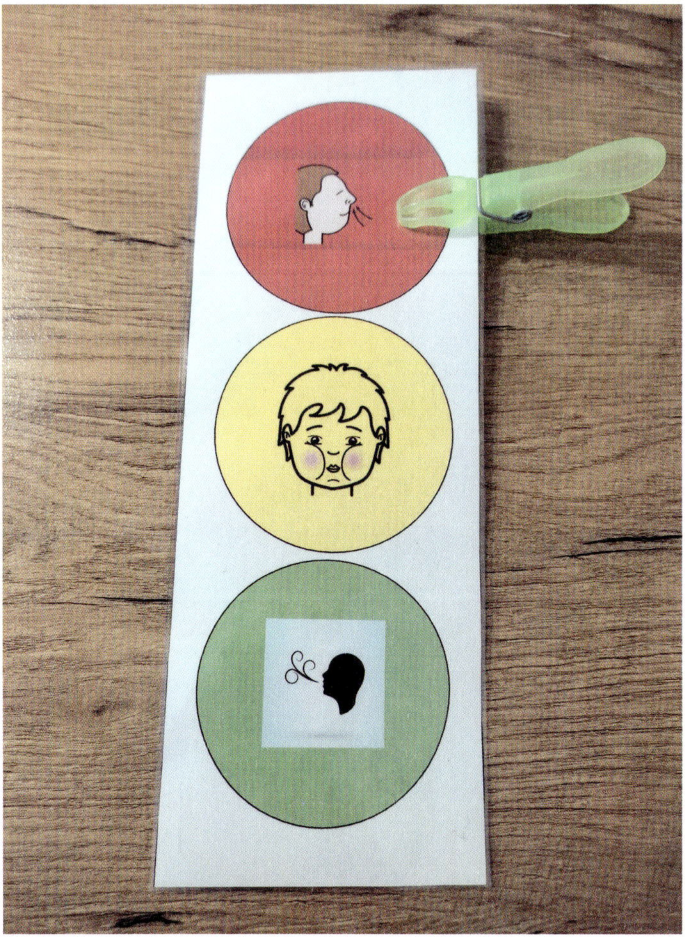

Fenster anhauchen

Auch Moritz hilft es bei der Selbstregulation, wenn er tief durchatmet. Damit er versteht, was er tun soll, wurde dies in eine Aktivität „verpackt“: Er soll die Vierecke auf der Glastür anhauchen, bis die Flächen völlig beschlagen sind. Für den mobilen Einsatz unterwegs bietet sich ein kleiner Spiegel an, auf dem eine ähnliche Markierung angebracht ist. Auch hier soll Moritz solange dagegen pusten, bis das Innere des Vierecks vollständig beschlagen ist. An der Anzahl der Klammern am Spiegel erkennt Moritz, wie oft er diese Übung machen soll.

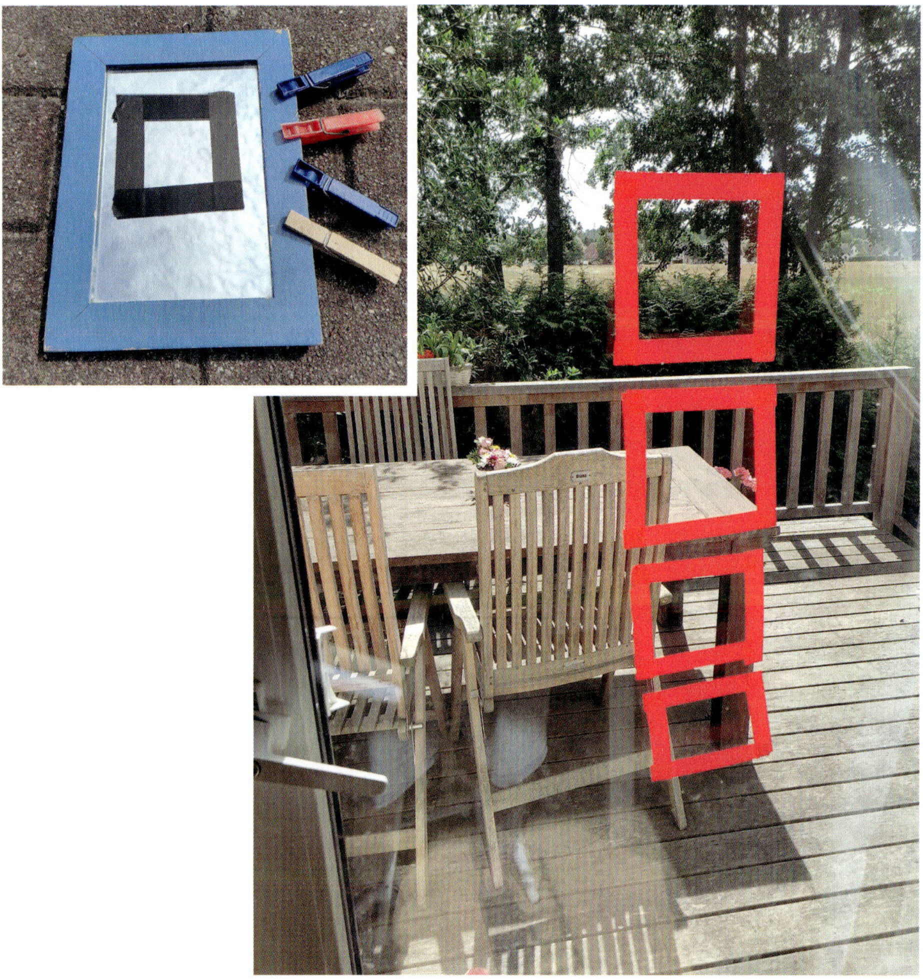

Gähnen

Samuel atmet tief ein und aus, wenn er kräftig gähnt. In entspannten Situationen wurde mit ihm das Gähnen geübt und mit einem bildlichen Hinweis verknüpft. Anfangs musste seine Begleitperson das Gähnen vormachen und lautmalerisch begleiten; heute reicht es aus, Samuel das Bild zu zeigen, damit er tief zu atmen beginnt.

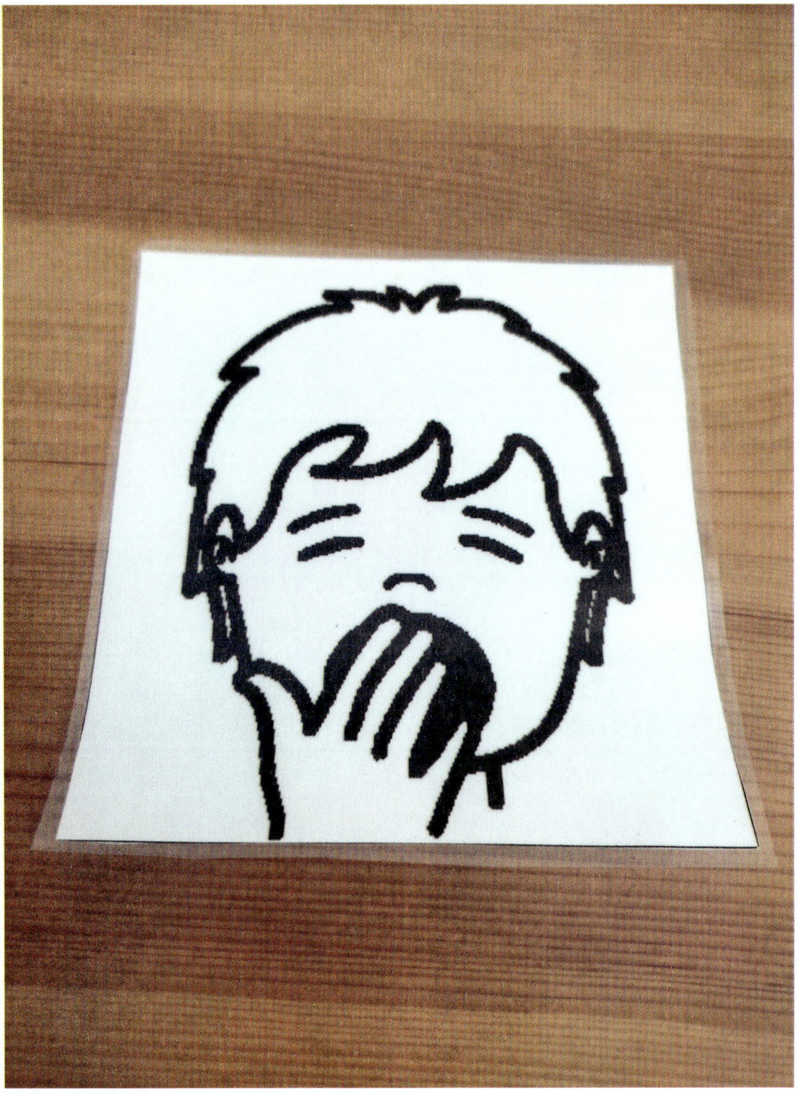

Wechselatmung

Die einfache Wechselatmung ist eine Übung aus der Meditation, die dazu dient, die innere Balance und das emotionale Gleichgewicht zu trainieren. Hierzu wird fortlaufend abwechselnd auf den beiden Nasenlöchern ein- und ausgeatmet. Das rechte Nasenloch wird hierzu jeweils mit dem Daumen der rechten Hand zugehalten, das linke Nasenloch mit dem Ringfinger ebenfalls der rechten Hand.

Um diesen Vorgang für Sven zu verdeutlichen, werden ihm die Atemphasen auf dem Plan mit farblicher Kodierung angezeigt:

gelb: rechtes Nasenloch mit Daumen zuhalten ▶ links einmal ausatmen und einatmen

rot: linkes Nasenloch mit Ringfinger zuhalten ▶ rechts einmal ausatmen und einatmen

Damit Sven die richtigen Finger für die jeweilige Atemphase nutzt, wurden in der Übungsphase Daumen und Zeigefinger in der jeweiligen Farbe markiert und die Übung vor dem Spiegel durchgeführt. Die Wäscheklammer auf dem Plan zeigt ihm an, bei welchem Schritt er gerade ist.

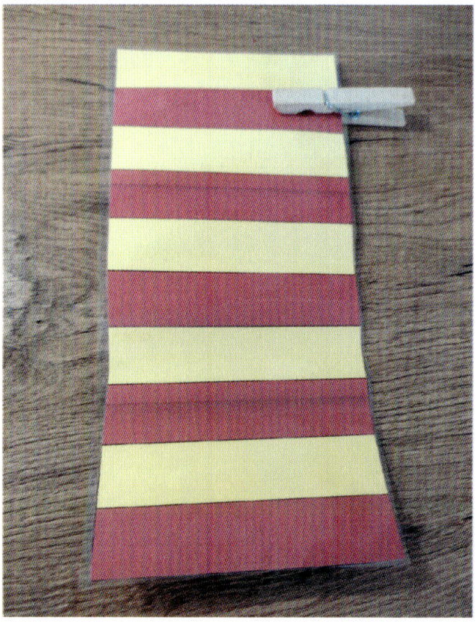

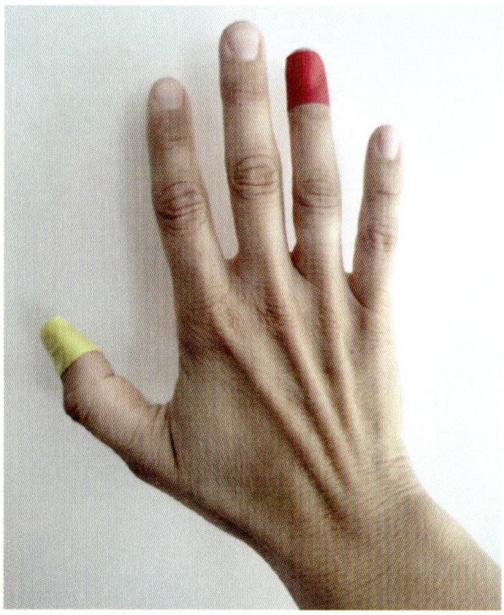

Windräder

In Erregungssituationen bekommt Karin Windräder zum Pusten. Ihre Aufgabe ist es dann, die Windräder nacheinander in die Hand zu nehmen und durch Pusten in Drehung zu versetzen. Wenn sie dies bei einem Windrad geschafft hat, legt sie es in den „Fertig“-Korb. Da sie die Drehbewegungen toll findet, lässt sie sich recht gut zu dieser Aktivität motivieren, auch wenn sich schon ziemlich angespannt ist.

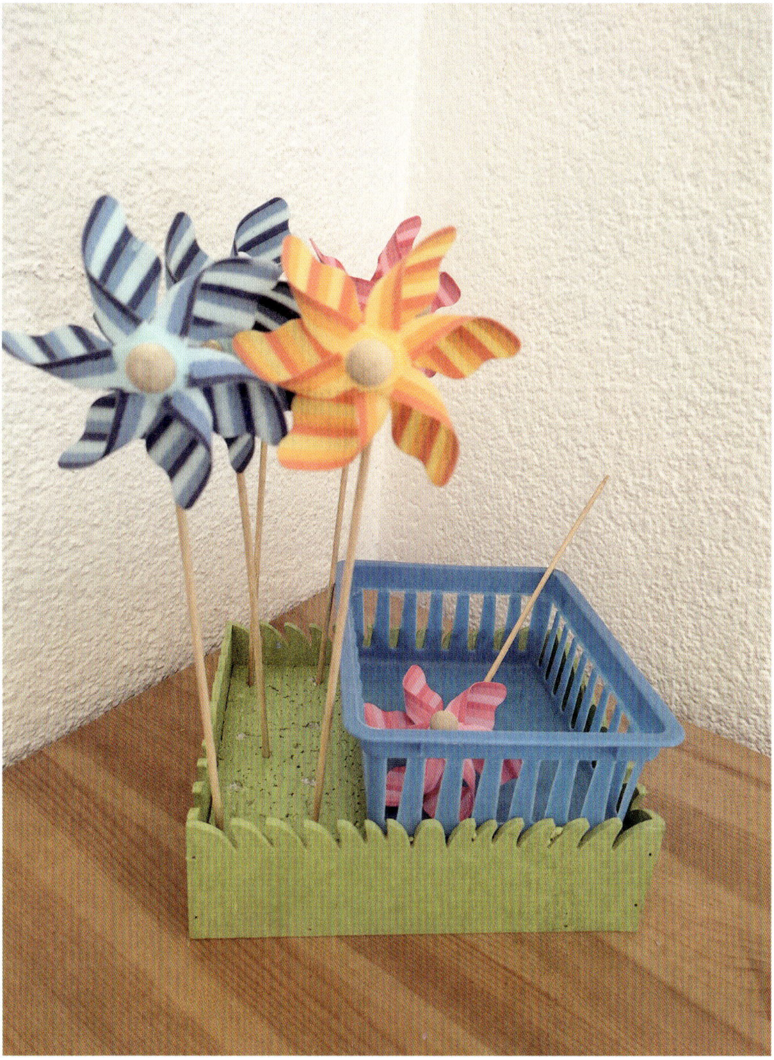

Seifenblasen und Seifenblasentrompete

Mithilfe von Seifenblasen kann Mohammed seine Atmung bewusst steuern und gezielt kräftig ausatmen. Es ist daher eine gute Idee, ihm regelmäßige „Pustezeiten“ einzurichten.

Wenn Mohammed in eine Stresssituation gerät, wird ihm über eine bestimmte Anzahl an Seifenblasen-Stäben angezeigt, wie oft er pusten soll. Manchmal bekommt er auch eine „Seifenblasen-Trompete“. Dann wird die Dauer der Aktivität über die Menge der Seifenlauge verdeutlicht: Ist die Lauge alle, ist er mit Pusten fertig.

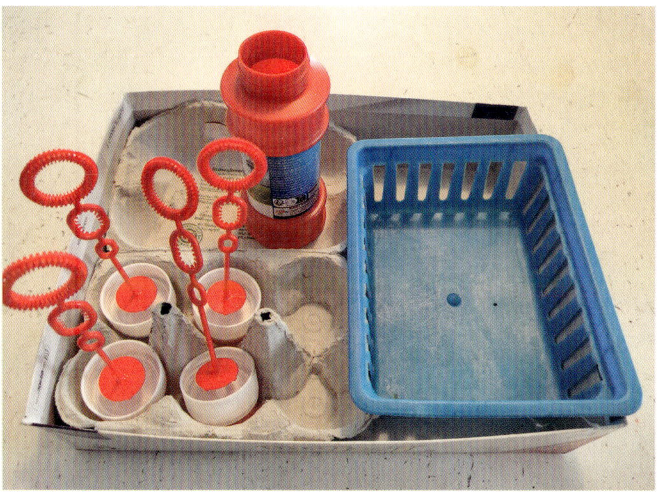

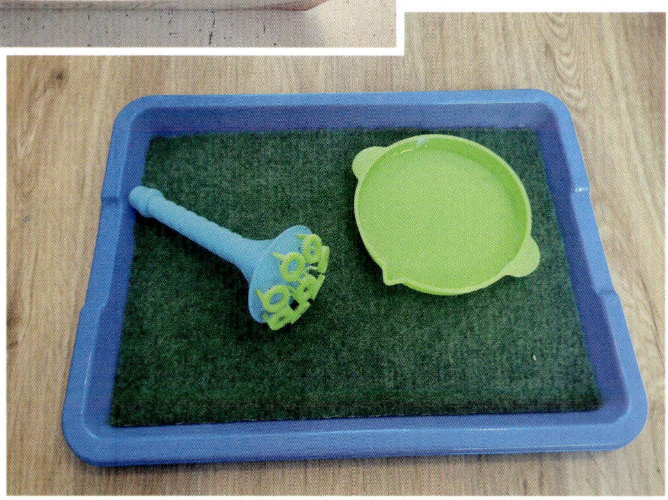

Papierstreifen

Um Theresa die tiefe Bauchatmung zu verdeutlichen, wird ihr ein Papierstreifen in passender Größe um den Bauch geklebt. Ihr Auftrag ist es dann, durch das Aufblähen des Bauchs den Papierstreifen zu lösen. Papierstreifen in passender Länge liegen in der Wohngruppe immer griffbereit. Wichtig ist, dass der Papierstreifen eine passende Länge hat und nicht zu fest zugeklebt wird, damit er sich nach ein paar tiefen Atemzügen löst.

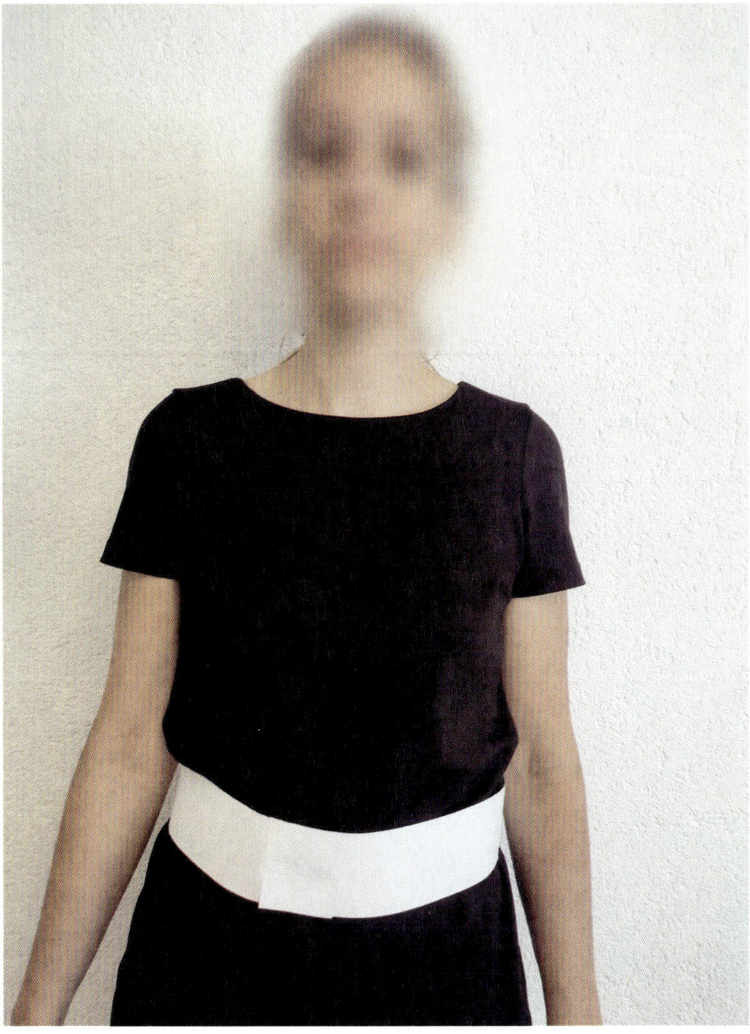

Lavendelkissen

John atmet tief ein, indem er kräftig am Lavendelkissen riecht. Damit er auch tief ausatmet, soll John die bereitliegende Brottüte aufblasen. Dann legt er das Lavendelkissen in die aufgeblasene Brottüte und anschließend beides im bereitgestellten Fertigkorb ab.

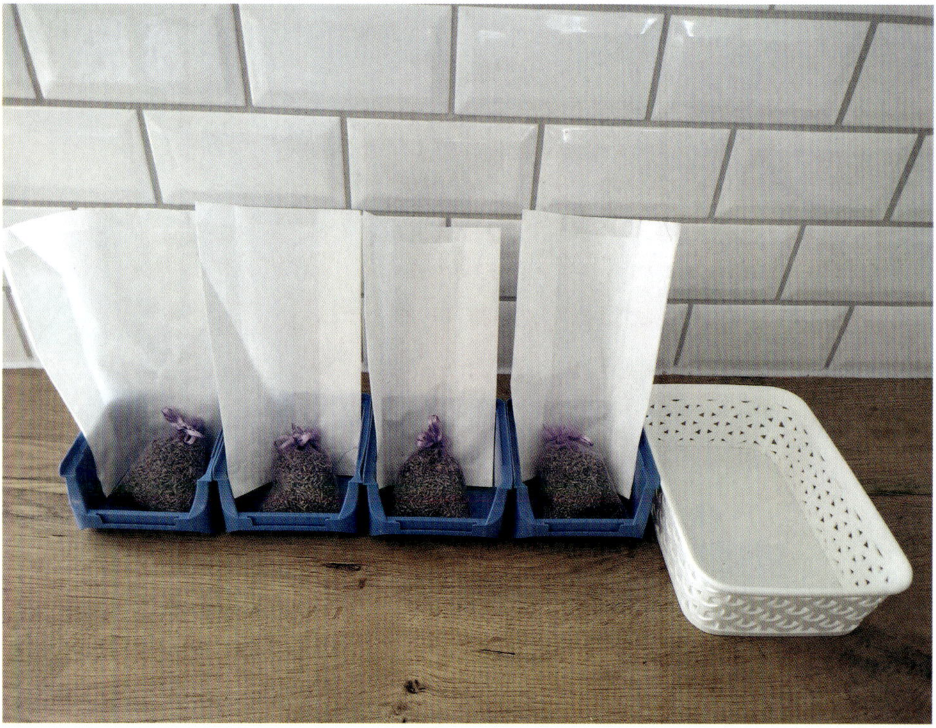

Blasrohr

Wenn Deniz das Blasrohr bekommt, weiß er: Ich muss ganz tief Luft holen und kräftig pusten – dann fliegt die Kugel durch die Luft! Er bekommt mehrere Kugeln, sodass er mehrfach hintereinander tief ein- und ausatmen muss. Die Kugeln sind aus gepresster Watte; sie sind leicht und verletzen nicht, wenn man davon getroffen werden sollte.

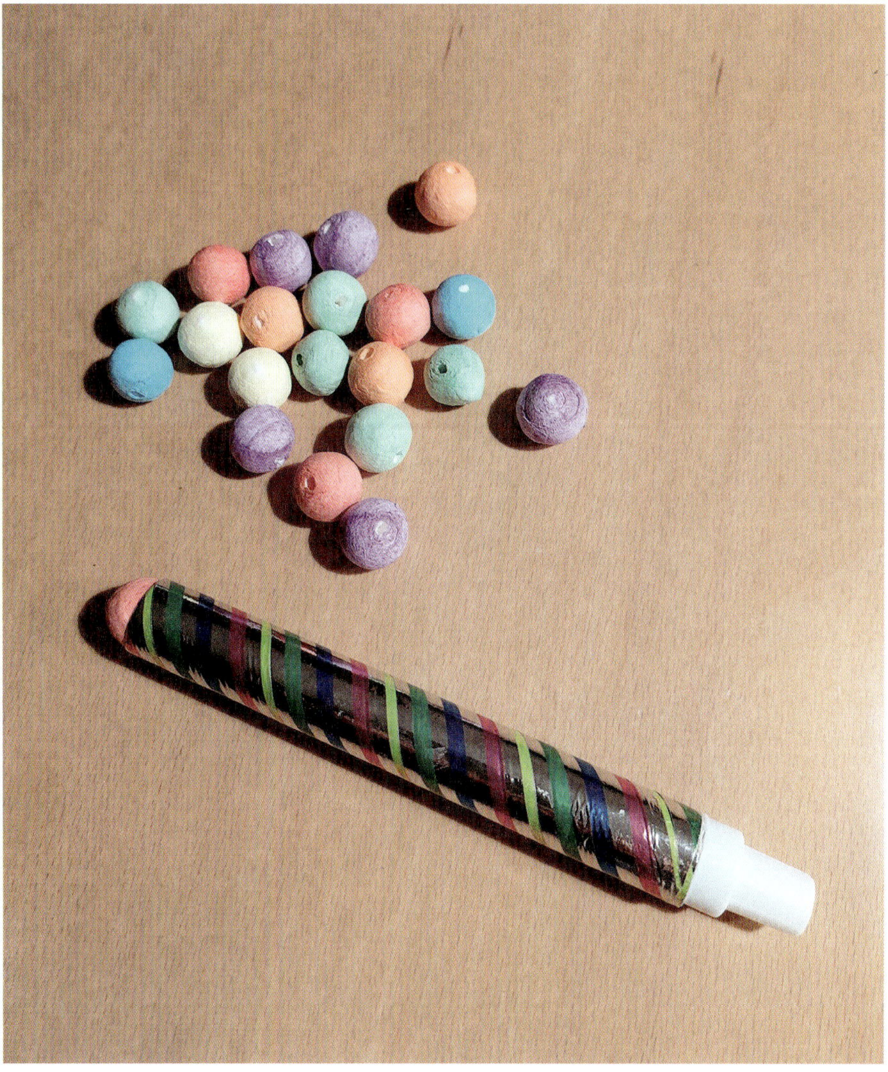

7.2.1 Weitere Ideen zu Übungen und Aktivitäten, die das Atmen verändern

Atmen:

- Ein Klecks Wasserfarbe auf einem Blatt mit einem Strohhalm „vorwärts“ pusten
- Wattebällchen „Tischfußball“
- Luftballon aufblasen
- Blubberblasen im Glas mit Strohhalm
- Klorolle mit Krepppapierstreifen am anderen Ende: Bänder durch Pusten zum Flattern bringen
- Murmeln in Wasserfarbe tunken und im Deckel eines Schuhkartons so fest pusten, dass sie sich bewegt und eine „Spur“ hinterlässt
- Kuscheltier-Atmung (ein Kuscheltier auf den Bauch legen und die Auf- und Abbewegung beobachten)

7.3 Körperliche Aktivitäten und gezielte Muskelbewegungen

Ergometer

Petra hat generell einen hohen Bewegungsdrang; körperlich anstrengende Aktivitäten gehören daher zu ihrem täglichen Programm. Da man nicht immer rausgehen und lange Spaziergänge mit ihr machen kann, nutzt sie ein Ergometer. Eine visuelle Uhr zeigt ihr an, wie lange sie fahren soll. Auf der „Erst-Dann-Karte“ kann sie ablesen, dass sie nach dem Sport etwas Schönes machen kann (in diesem Beispiel einen Kakao trinken).

Das Ergometer hilft ihr auch, wieder ins Lot zu kommen, wenn sie sich über etwas sehr aufregt und sich beruhigen muss. Da ist es von Vorteil, dass das Sportgerät in einem ruhigen Raum steht und Petra diesen gern aufsucht.

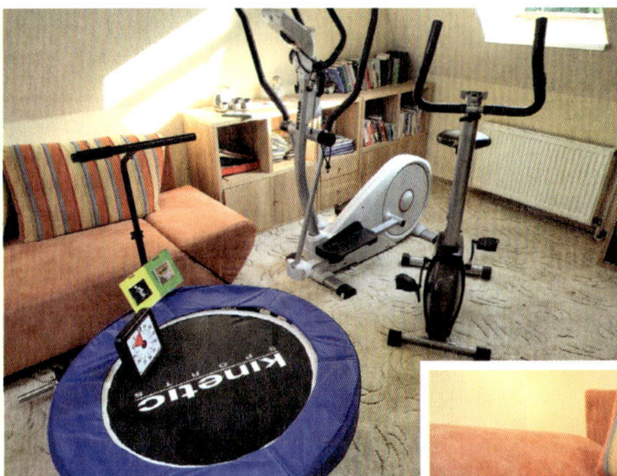

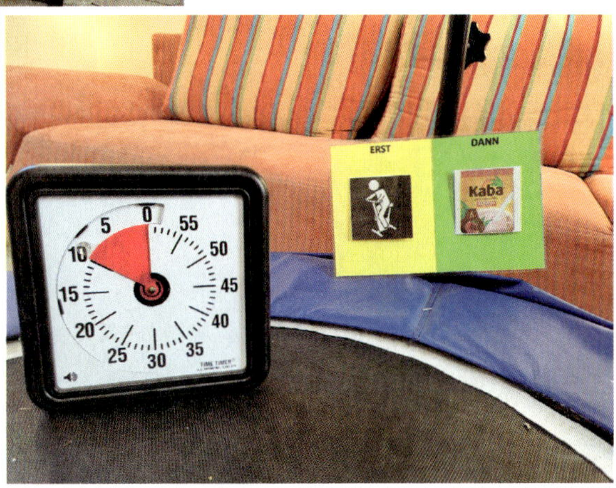

Matratze schlagen

Wenn Mario sehr angespannt ist, beginnt er häufig, gegen Wände und Türen zu schlagen, wodurch er Spannung abbaut. Um das Verhalten zu kanalisieren, wird in diesen Momenten eine Schaumstoffmatte aufgehängt, auf der mit Kreide Markierungen aufgemalt wurden. Mario schlägt dann mit der Faust oder der flachen Hand auf die markierten Stellen, die durch das Klopfen allmählich verschwinden. Wenn alle Kreidekreuze „weg“ sind, ist die Aktivität beendet.

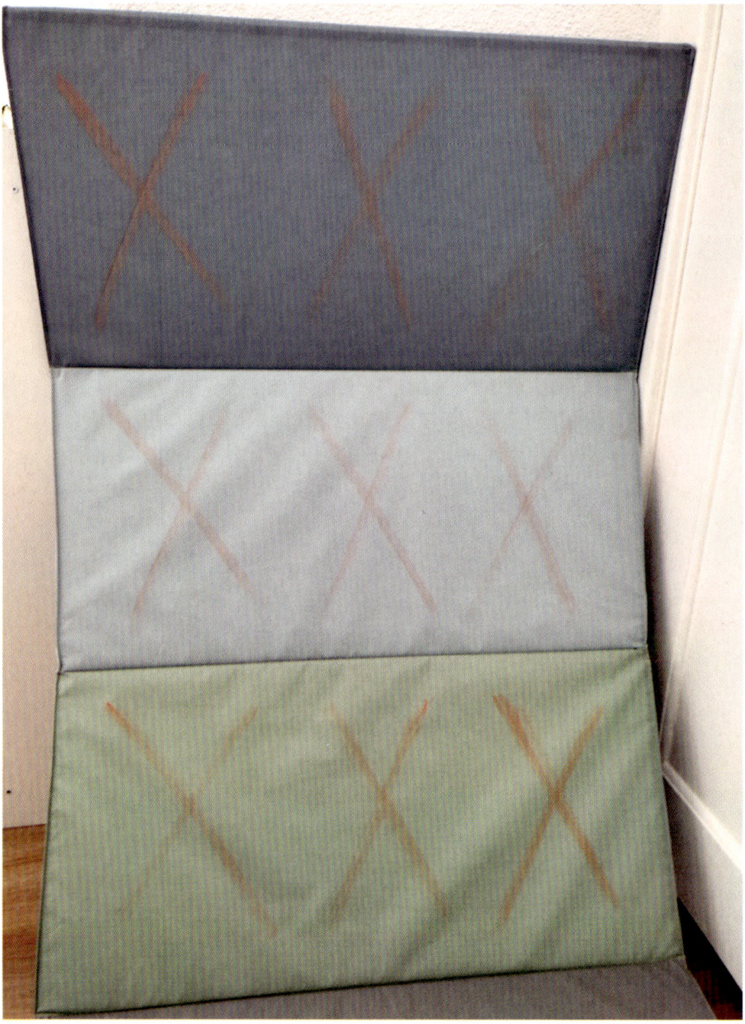

Heavy work

Auch Andreas braucht viel körperliche Betätigung, um insgesamt ruhiger durch den Tag zu kommen. Da er aber unterschiedlichste Sportangebote abgelehnt hat, wird er in vielfältige Haushaltstätigkeiten einbezogen, bei denen er körperlich gefordert ist (z. B. Wasserkisten schleppen, Müll entsorgen). Hieran zeigt er deutlich mehr Interesse.

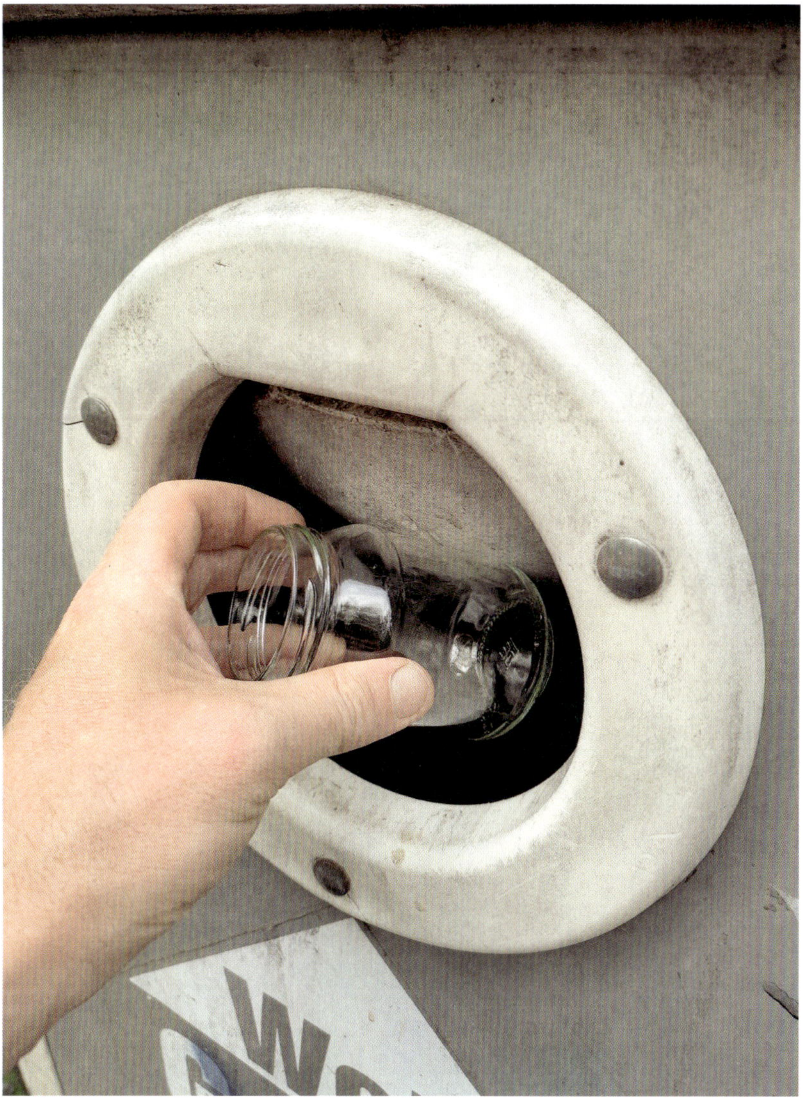

Pappe reißen

Als Alternative zu einer sportlichen Betätigung wird Wladimir zum Entsorgen von Pappe und Kartons herangezogen; dazu muss er sie zerreißen. Damit Waldimir versteht, wie groß die Pappe sein darf, wurde auf die Tonne eine Palette mit Einwurf-Loch gelegt. Er muss also die Pappe auch wirklich in kleine Stücke zerlegen.

Außerdem verarbeitet Wladimir mithilfe eines Handhäckslers mit reiner Muskelkraft Heckenschnitt, Äste, Unkraut und andere Gartenabfälle. Ein körperlich forderndes Tagesprogramm hilft ihm, ausgeglichen zu bleiben und die für ihn anstrengenden Gruppensituationen besser zu bewältigen.

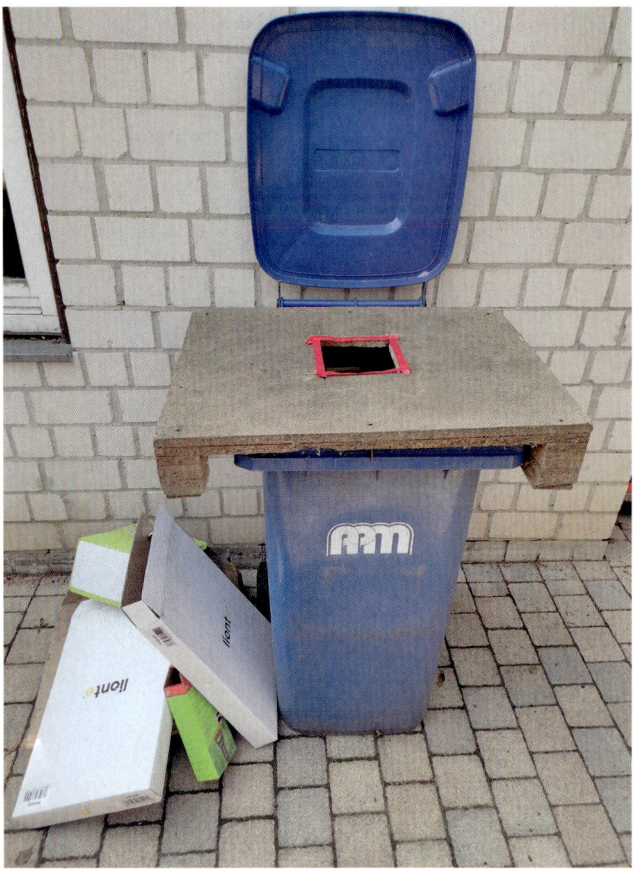

Laufen

Theo beruhigt sich durch Bewegung. Bei Anzeichen steigender Erregung wird er daher dazu aufgefordert, mehrere Runden um das Haus zu laufen. Wenn Theo mit dem Laufen begonnen hat, kann er dies manchmal kaum unterbrechen. Damit er lang genug läuft, er aber auch wieder ein Ende findet, wird ihm die Anzahl der Runden über einen visuellen Counter dargestellt: Jede Thomas-Müller-Karte steht für eine Runde um das Haus (Theo ist ein großer Fan von Thomas Müller). Am Ende jeder Runde wird eine Karte vom Plan genommen. Der Gedanke, dass er sich fit hält wie Thomas Müller, motiviert Theo, sich auf diese Aktivität einzulassen.

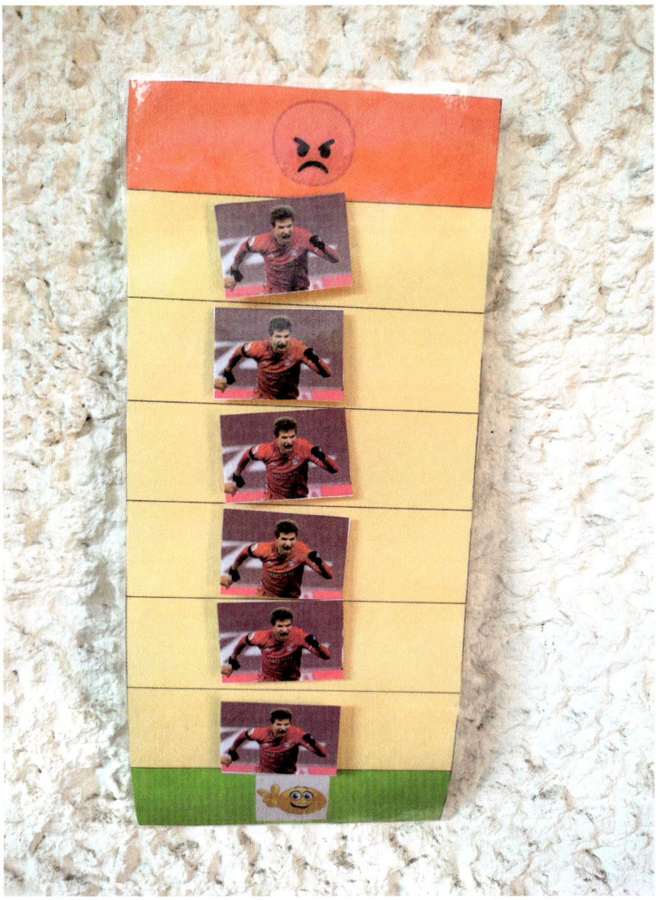

Orangen pressen

Um Heiko in eine zielgerichtete und zugleich körperlich anstrengende Tätigkeit zu bringen, beinhaltet seine regelmäßige Entspannungsroutine, dass er sich seinen Orangensaft selbst presst. Damit er dies auch durchführen kann, wenn er innerlich angespannt ist und sich nicht mehr so gut selbst organisieren kann, wird ihm das Material im Format einer übersichtlich strukturierten „Tablettaufgabe“ angeboten.

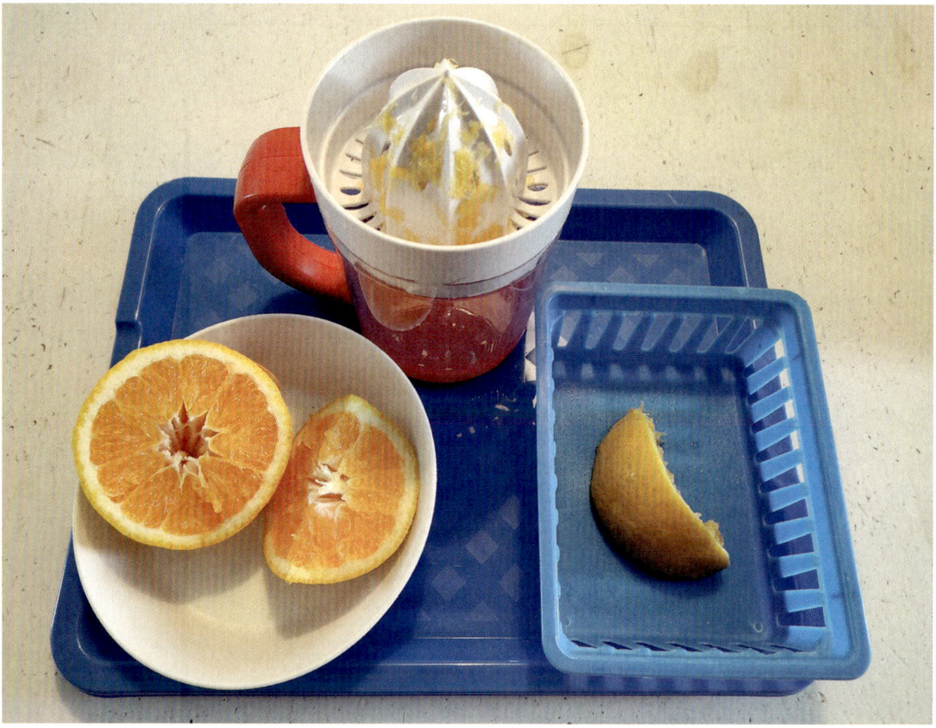

Tetra Packs zertreten

Christine kann Spannung abbauen, indem sie leere Tetra-Packs zerknallt. Die Tetra-Packs werden in einer angrenzenden Kantine gesammelt, sodass immer ausreichend Exemplare zur Verfügung stehen.

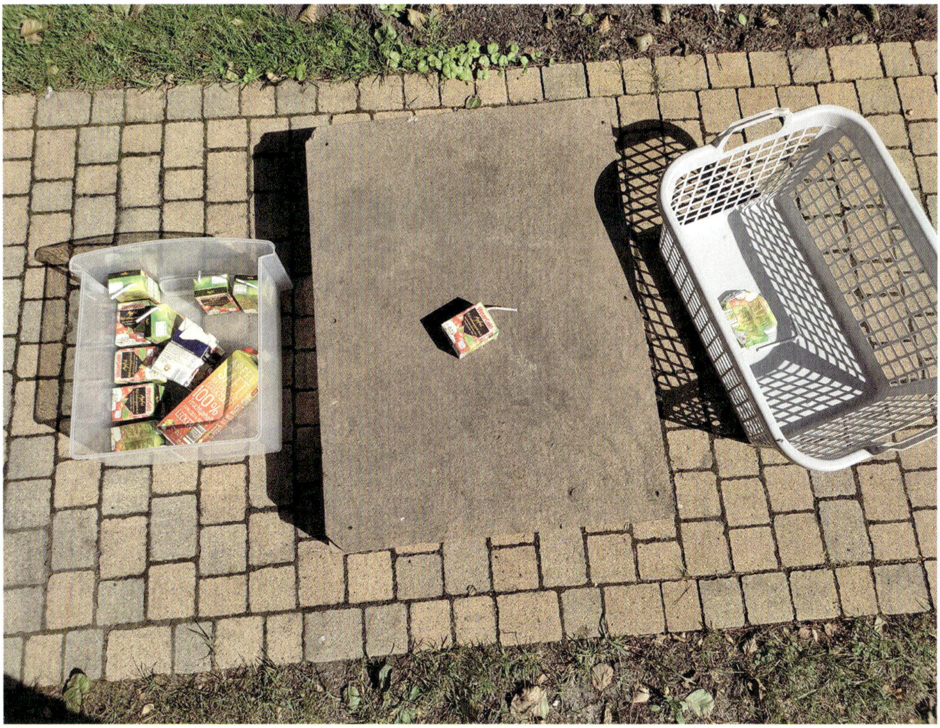

Sport

Laura ahmt keine Bewegungen nach, ist aber in der Lage, den Umgang mit Gegenständen zu imitieren. Daher wurde der Bewegungsablauf verschiedener Fitnessübungen in konkrete Aktivitäten mit Objekten „verpackt“: Für Sit-ups soll sie im Liegen mit jeder Hand einen Ball greifen. Diesen muss sie dann in den Korb hinter ihren Füßen ablegen, nachdem sie zum Sitzen gekommen ist. Die Anzahl der Bälle gibt vor, wie viele Wiederholungen sie machen soll.

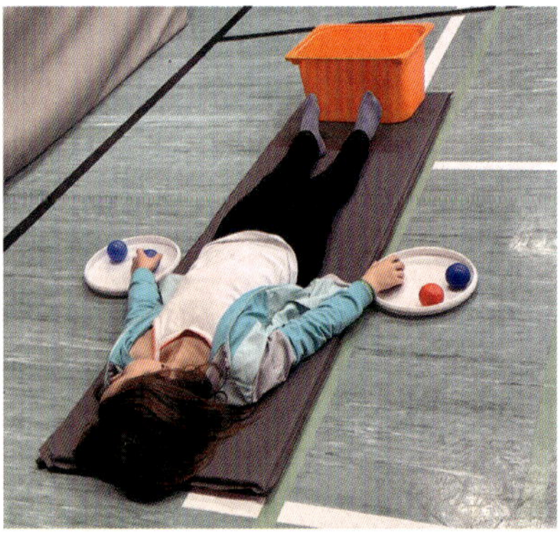

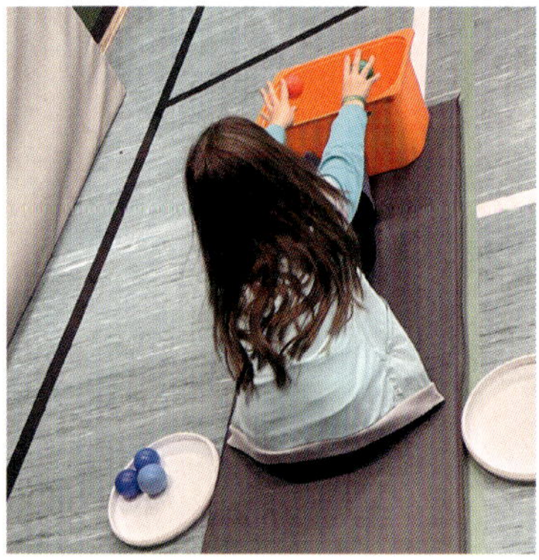

Im zweiten Beispiel wird in ähnlicher Form eine Hock-Streck-Übung für Laura nachvollziehbar gestaltet: Sie muss sich bücken oder in die Hocke gehen, um je zwei Bälle aus dem Korb auf dem Boden zu nehmen. Dann muss sie sich aufrichten und strecken, um die Bälle in den Behälter oben an der Sprossenwand zu legen.

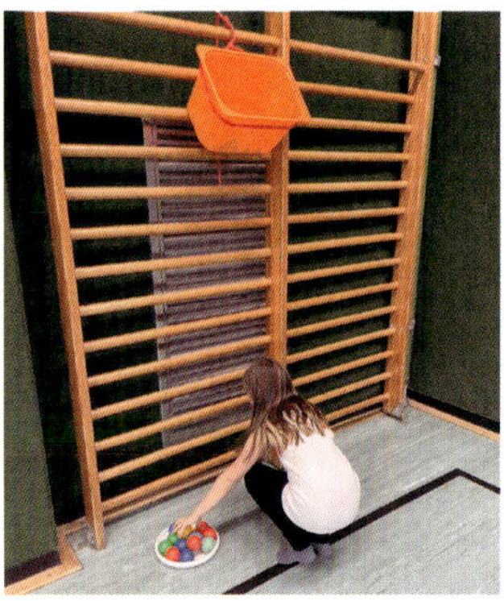

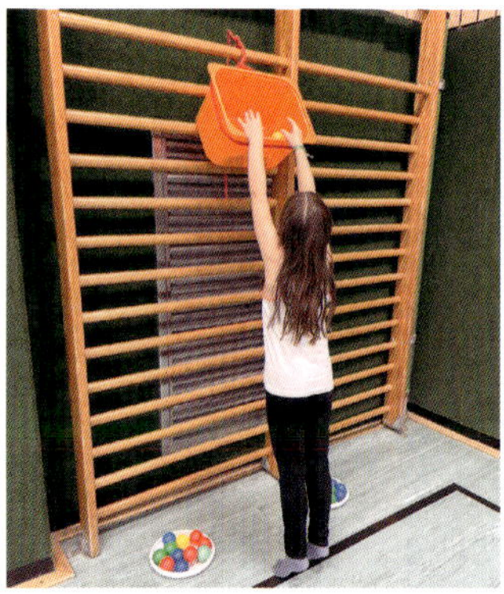

Trampolin

Eric springt auf dem Trampolin, wenn er Spannung abbauen muss. Weil er aber dabei nicht merkt, wann es zu viel wird und er eine Pause braucht, muss die Dauer begrenzt werden. Hier hilft ein TimeTimer®. In den Pausen soll er zudem etwas trinken (denn er merkt auch nicht, wann er durstig ist). Anhand eines Plans kann er dem Wechsel von aktiver Zeit und Pause folgen.

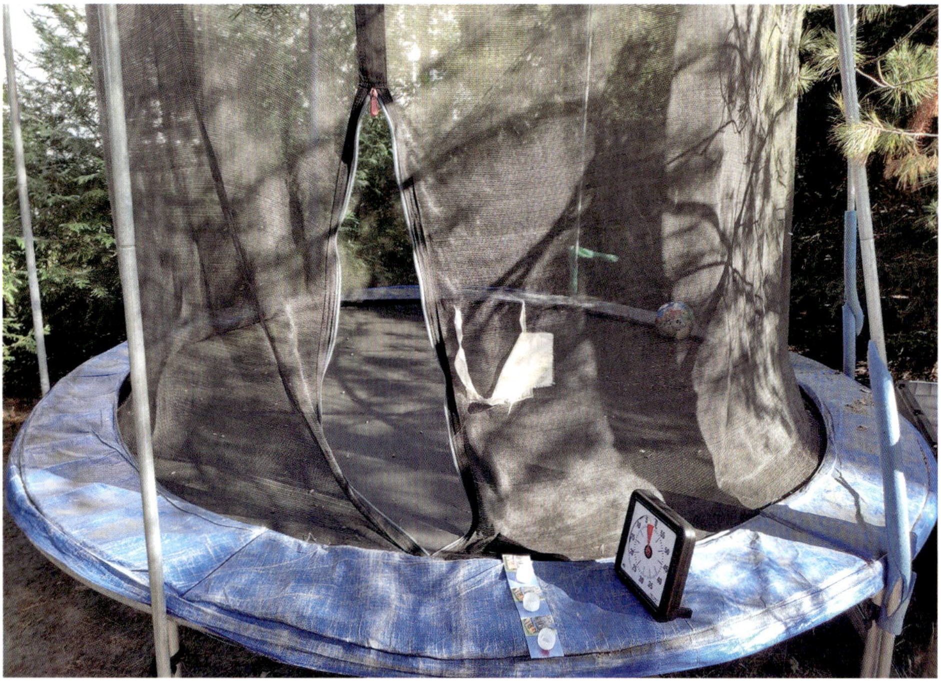

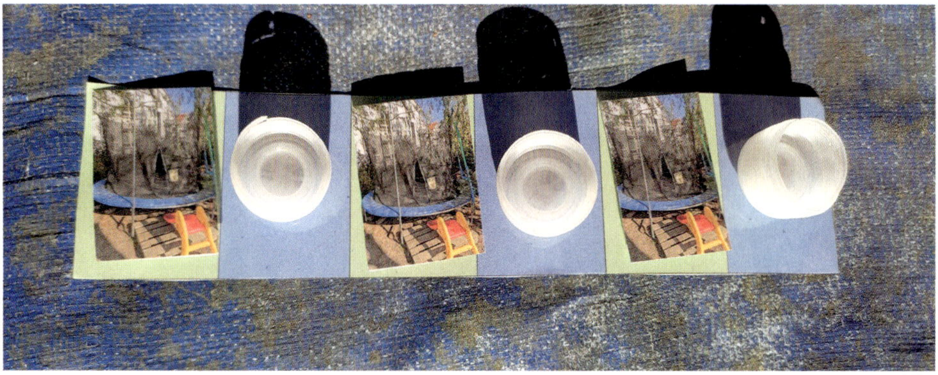

Treppe steigen

Bei Cedric hat sich gezeigt, dass sich Bewegung positiv auf seine Stimmung auswirkt und er insgesamt ausgeglichener ist. Häufig hat er jedoch keine Lust, sich zu bewegen. Um Cedric das Treppensteigen schmackhaft zu machen, werden auf jede Treppenstufe die Bausteine gelegt, mit denen er gern spielt. Cedric sammelt diese mit einem Korb ein und baut in der obersten Etage auf einer bereitliegenden Unterlage einen Turm. (Das Reihenhaus hat vier Etagen und 72 Stufen ...).

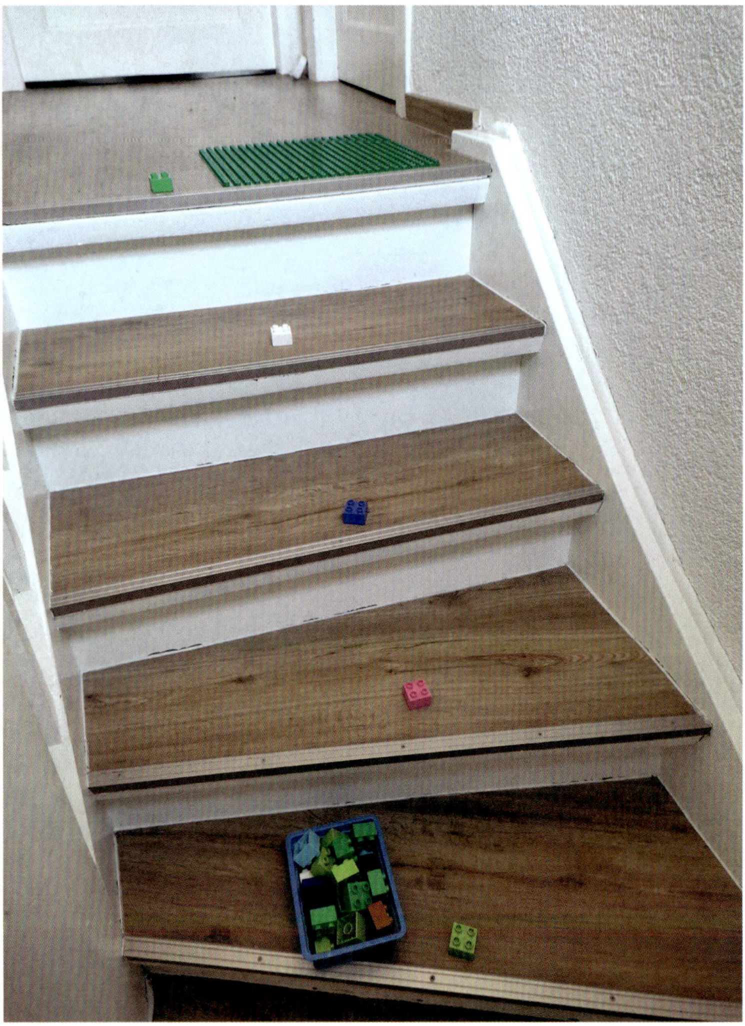

Seifenblasen

Yasemin liebt Seifenblasen. Wenn diese um sie herumwirbeln springt sie von Blase zu Blase und versucht alle zu zerklatschen. Dass sie sich dabei sehr aktiv bewegt, fällt ihr gar nicht auf.

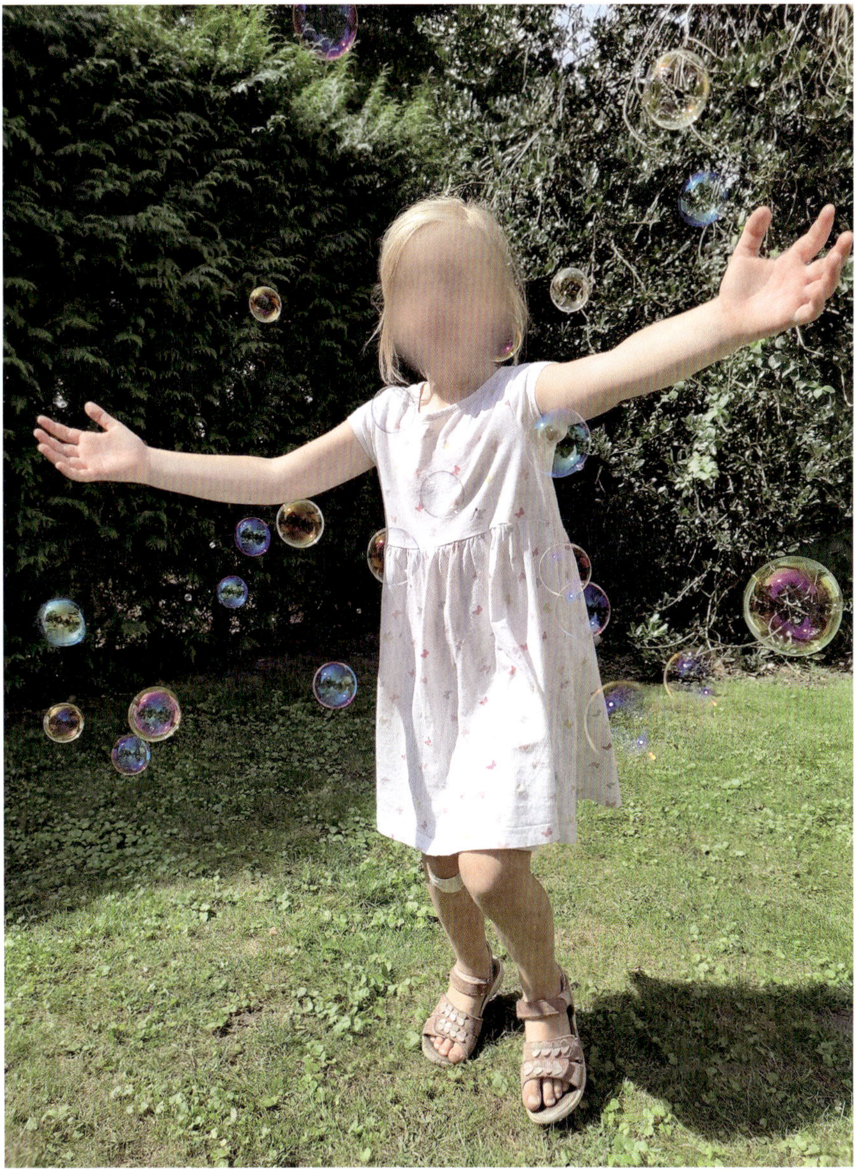

7.3.1 Weitere Ideen zu körperlichen Aktivitäten und gezielten Muskelbewegungen

Bewegung:

- Schaukeln
- Kneten
- Wutball knautschen
- Apfelschneider, NicerDicer®
- Schwere Gegenstände von einem Platz zum anderen räumen
- Singen
- Brot/Hefezopf backen und den Teig dabei gut „klopfen“, Teig ausrollen
- Mauer/Turm o.ä. aus großen Schaumstoffbausteinen bauen und dann – in Hängematte liegend – zerstören

8. Positive Gedanken

Positive Gedanken in Form von Selbstbestätigungen wirken sich förderlich auf das Befinden aus und können zur Reduzierung von Stress beitragen. Dies lässt sich nicht nur beobachten, sondern auch wissenschaftlich nachweisen. So zeigte sich, dass positive Selbstbestätigungen (Affirmationen) die Hirntätigkeit in bestimmter Weise steuern und beeinflussen (Cascio et al. 2016). Daher sollte auch diese Strategie nutzbar gemacht werden, wenn eine Person die dafür erforderlichen kognitiven und sprachlichen Fähigkeiten mitbringt.

Power Card

Zu den Strategien, die positive Gedanken hervorrufen und den Blick auf Ressourcen lenken, zählen die sogenannten **„Power Cards“**. Diese wurden von Elise Gagnon (2001) entwickelt und haben sich als effektiv

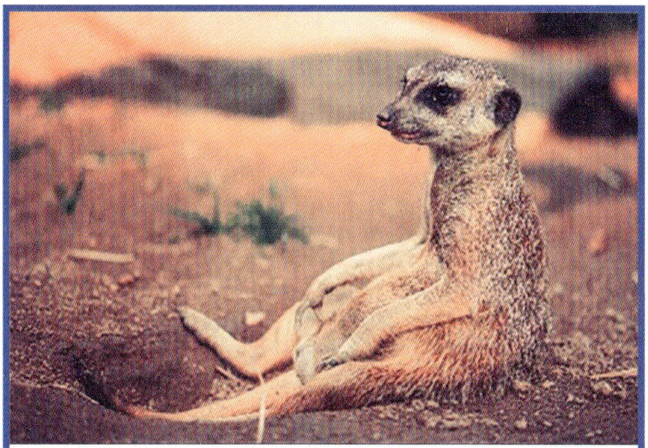

Jeder wird mal müde.

Wenn ich nach Hause komme, setze ich mich hin.

Ich ruhe mich 5 Minuten aus.

Das kannst du auch!

Pausen sind wichtig!

erwiesen (Olcay, Saras & Akkus 2020). Power Cards sind eine visuelle Strategie zur Vermittlung und Unterstützung von positiven Verhaltensweisen, bei der das spezielle Interesse der jeweiligen Person ausdrücklich aufgegriffen wird. Aus der Sicht der persönlichen Heldenfigur (z. B. Super Mario, der Eisprinzessin oder eines afrikanischen Herkuleskäfers) wird eine Situation kurz beschrieben und eine Lösung benannt, wie die Figur mit den Herausforderungen erfolgreich umgeht. In unserem Beispiel (Abb. oben) erinnert das Erdmännchen Johanna daran, dass sie nach dem Heimkommen eine kurze Ruhepause einlegen soll. Vorlagen und Ideen für Power Cards finden sich unter anderem hier: https://www.ocali.org/project/resource_gallery_of_interventions/page/Power-Cards

Mantra

Natürlich ist nicht immer eine visuelle Erinnerung erforderlich. Positive Selbstbestätigungen oder Ermutigungen lassen sich auch als **Mantra** einüben. In dem Fall lernt die Person eine bestimmte Formel, die sie sich selbst sagen kann, bevor sie sich in eine für sie herausfordernde Situation begibt. Das Mantra wird leise vor sich hingesagt oder nur „im Kopf".

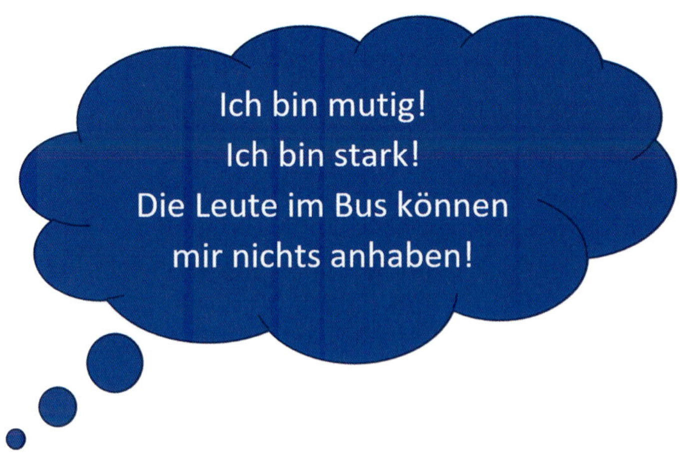
Ich bin mutig!
Ich bin stark!
Die Leute im Bus können
mir nichts anhaben!

Manchmal ist es aber auch gut, wenn jemand einem Mut zuspricht. Da kann es hilfreich sein, die ermutigenden Worte aufzunehmen und in den entscheidenden Momenten abzuspielen, wenn man sie hören muss. Die **Tonaufnahme** kann von einer engen Bezugsperson stammen, deren Stimme beruhigend wirkt oder von der man gern eine Bestätigung hört. Ebenso kann es sinnvoll sein, wenn die Person sich selbst aufnimmt und auf Knopfdruck ihrer Selbstinstruktion lauscht.

9. Selbstreflexion: Was hilft mir, cool zu bleiben?

Wenn irgend möglich, sollte die autistische Person selbst entscheiden, welche Strategien zur Stressregulation für sie passend und hilfreich sind. Hierfür muss sie zum einen unterschiedliche Strategien kennen. Zum anderen muss sie in der Lage sein, deren Effekt wahrzunehmen und zu beurteilen. Bei diesem Prozess ist oft Unterstützung erforderlich. Im Folgenden stellen wir einige bewährte Materialien und Ideen vor, mit denen man herausfinden kann, was für einen selbst hilfreich ist.

Dann muss man die Strategien aber auch anwenden! Auch hier ist es sinnvoll, dass die autistische Person – wenn irgend möglich – sich selbst überprüft. Auch hierzu gibt es einige Strategien und Materialien, die dabei helfen können.

9.1 Herausfinden, was ich brauche

Viele autistische Personen sind trotz gut entwickelter sprachlicher Fähigkeiten von den Anforderungen eines Gespräches überfordert. Oft fällt es ihnen schwer, sich spontan zu äußern. Nicht selten haben sie Schwierigkeiten, Probleme direkt oder konkret zu benennen, zumal ihnen Einschätzungen und Bewertung typischerweise schwerfallen. Dies gilt insbesondere, wenn es darum geht, sich über das eigene Befinden klarzuwerden und darüber zu sprechen. Zudem fällt es vielen häufig schwerer, in einem direkten Gespräch und unter Zeitdruck Antworten auf Fragen zu formulieren. Um diese Personen trotz solcher kommunikativen Hürden an der Planung geeigneter Maßnahmen zu beteiligen, erfordert es manchmal andere Formate als ein direktes Gespräch.

Lückentext zum Ausfüllen

Thomas konnte die Frage nicht beantworten, was ihn stört und stresst. Auch formulierte er keine eigenen Vorschläge, was ihm helfen könnte, um sich zu regulieren. Er war jedoch in der Lage, einen Lückentext zu vervollständigen, bei dem er nur wenige Wörter ergänzen musste. Auf die so entstandenen Aussagen konnte er dann beim nächsten Gespräch zurückgreifen und auf diese Weise doch seine eigene Perspektive einbringen.

Ergänze die folgenden Sätze!

________________________________ärgert mich am meisten in der Schule.

Ich werde dabei so wütend, weil

____.

Es würde mir in diesen Situationen helfen, wenn

____.

Mich unterstützen folgende Materialien, um mich zu beruhigen:

____

Gar nicht hilfreich ist es, wenn

____.

Multiple Choice

Auch Lisa war davon überfordert zu benennen, was ihr in Stresssituationen beim Entspannen helfen könnte. Weder hatte sie Ideen, was man überhaupt tun könnte, noch konnte sie beurteilen, wie hilfreich eine bestimmte Strategie für sie persönlich wäre. Verschiedene Multiple-Choice-Fragen, die Lisa durch das Setzen eines Kreuzes beantworten konnte, unterstützten das darauf aufbauende Gespräch mit ihrer Bezugsperson.

<u>Kreuze an, was stimmt!</u> (Du kannst auch mehrere Antworten ankreuzen)

Atemübungen zur Beruhigung

- ○ kenne ich. Das hilft mir!
- X habe ich noch nie ausprobiert. Ich wäre hierfür offen.
- ○ um mich dafür entscheiden zu können, bräuchte ich dazu mehr Informationen
- ○ habe ich noch nie ausprobiert. Das passt aber nicht zu mir!
- ○ Kenne ich nicht. Ich will das aber auch nicht ausprobieren
- ○ ____

An ein schönes Thema denken (evtl. durch eine Liste mit verschiedenen positiven Themen unterstützt)

- ○ kenne ich. Das hilft mir!
- X habe ich noch nie ausprobiert. Ich wäre hierfür offen.
- ○ um mich dafür entscheiden zu können, bräuchte ich dazu mehr Informationen
- ○ habe ich noch nie ausprobiert. Das passt aber nicht zu mir!
- ○ Kenne ich nicht. Ich will das aber auch nicht ausprobieren
- ○ ____

Entspannungsmusik hören

- ○ kenne ich. Das hilft mir!
- ○ habe ich noch nie ausprobiert. Ich wäre hierfür offen.
- X um mich dafür entscheiden zu können, bräuchte ich dazu mehr Informationen
- ○ habe ich noch nie ausprobiert. Das passt aber nicht zu mir!
- ○ Kenne ich nicht. Ich will das aber auch nicht ausprobieren
- ○ ____

Eine kleine Runde mit meiner Schulassistenz spazieren gehen

- ○ kenne ich. Das hilft mir!
- ○ habe ich noch nie ausprobiert. Ich wäre hierfür offen.
- ○ um mich dafür entscheiden zu können, bräuchte ich dazu mehr Informationen
- X habe ich noch nie ausprobiert. Das passt aber nicht zu mir!
- ○ Kenne ich nicht. Ich will das aber auch nicht ausprobieren
- ○ ____

Ja-Nein-Ankreuzbogen

Für Yvonne wurde ein Fragebogen entwickelt, bei dem sie nur entscheiden musste, ob eine Aussage zu einer Strategie auf sie zutrifft oder nicht (Ankreuzen: „Ja" / „Nein"). Den Fragebogen füllte Yvonne in aller Ruhe alleine aus, jedoch im Beisein einer vertrauten Person. Es gab Yvonne Sicherheit, dass sie direkt nachfragen konnte, wenn sie etwas nicht verstand oder unsicher war.

Bitte bei allen Aussagen Ja oder Nein ankreuzen!

Wenn ich morgens in die Schule komme…

...wäre es gut, wenn ich über den Hintereingang reingehen darf, um der Lautstärke aus dem Wege gehen zu können.	X ja	nein
...brauche ich Oropax, um mit der Lautstärke umgehen zu können.	X ja	nein
... ist es gut, wenn ich gleich einer bekannten Tätigkeit nachgehen kann.	ja	X nein
...brauche ich Zeit um anzukommen. Wenn ich direkt in den Unterricht starten muss, stresst mich das.	X ja	nein
... wäre es toll, wenn ich auf einer Auswahlliste entscheiden könnte, mit welcher Aktivität ich am besten ankommen kann.	ja	X nein

Wenn es mir in der Hofpause zu viel wird…

...ist es gut, wenn ich mich in einen ruhigen Ort zurückziehen kann, an dem sich wenige Schüler aufhalten. Dieser Ort sollte aber nicht im Schulgebäude sein .	X ja	nein
...möchte ich schon früher in das Schulgebäude gehen dürfen.	ja	X nein
... würde mir eine Ablenkungsmappe helfen, in der Texte und Bilder zu interessanten Themen abgebildet sind.	ja	X nein
...hilft es mir, wenn ich an meiner Riechdose schnuppern kann. Das lenkt mich ab.	X ja	nein
... lenkt mich Knisterfolie ab. Hiermit kann ich es auf dem Schulhof aushalten.	ja	X nein

Wenn ich im Unterricht vom Inhalt überfordert bin…

... wäre es hilfreich, wenn ich nur eine Karte hochhalten muss, die zeigt, dass ich eine kurze Pause benötige .	X ja	nein
... wäre es gut, wenn ich 5 Minuten auf den leeren Flur gehen kann.	X ja	nein
... würde ich gern eine Atemübung anwenden können, die mich schnell beruhigt.	ja	X nein
...würde ich gern eine bekannte Aufgabe bekommen, die ich schnell und einfach lösen kann.	X ja	nein
... brauche ich eine kurze Bewegungspause.	ja	X nein

Aussagen bewerten

Felix nutzt Skalen mit konkreten Zahlenwerten gern, um Beurteilungen abzugeben. Er kann mithilfe einer Bewertung durch Zahlen genau angeben, wie gut eine Entspannungsstrategie nach seiner Einschätzung zu ihm passt.

Kreuze an, wie gut die jeweiligen Entspannungstechniken zu dir passen!

(1 = passt gar nicht zu mir, 6 = passt total gut zu mir)

Bewusstes Atmen (Atemtechniken)

1 2 3 4 5 6

Sich über andere Aktivitäten ablenken (z.B. eine Geschichte lesen, Fotos anschauen, Tablet spielen...)

1 2 3 4 5 6

Yogaübungen

1 2 3 4 5 6

Sportliche/ körperliche Aktivitäten (z.B. Fahrrad fahren, Gewichte stemmen, Spazieren gehen...)

1 2 3 4 5 6

Den Körper spüren (z.B. durch Massagen, Beschwerungsweste, Massagematte, Massagestab...)

1 2 3 4 5 6

Skalierung

Albion hat gelernt, Aussagen mithilfe einer Skala zu bewerten. Dieses Format wird auch dazu genutzt, ihn aktiv daran zu beteiligen, Strategien zur Selbstregulation für sich auszuwählen. Er legt die entsprechende Wortkarte auf den für ihn passenden Punkt der Skala. So kann Albion anzeigen, wie hilfreich die jeweilige Strategie aus seiner Sicht ist.

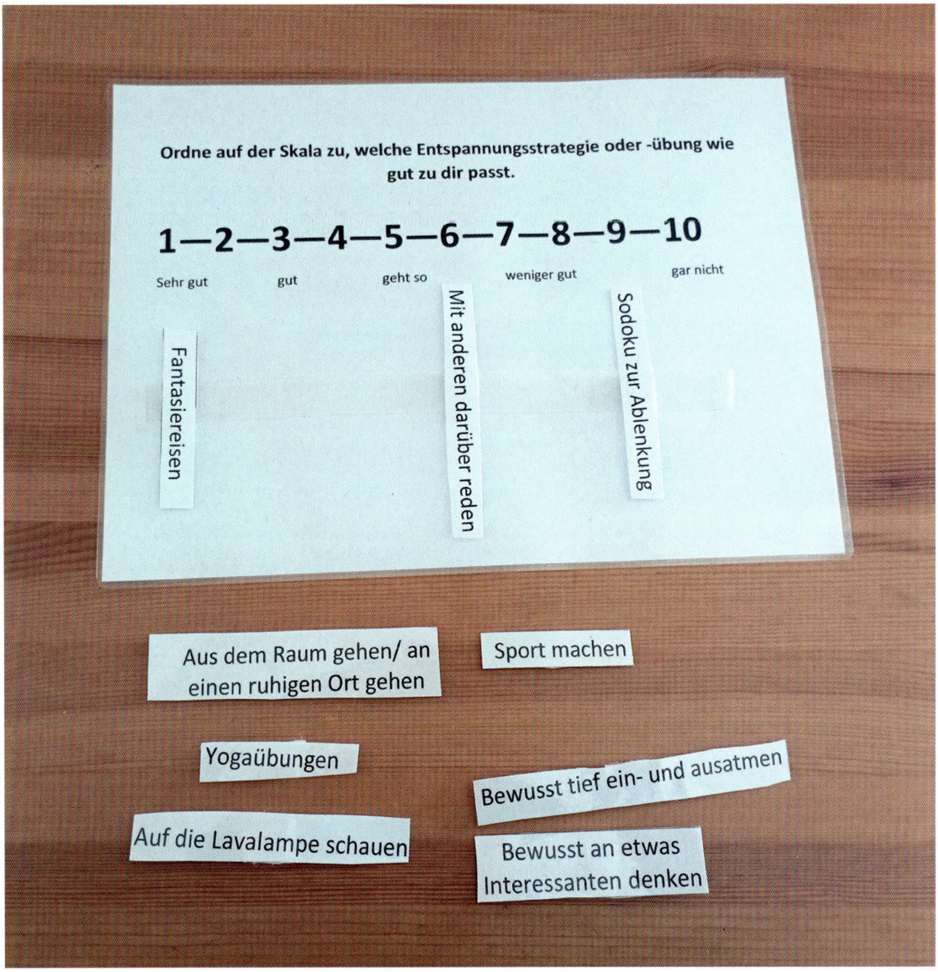

Stimmt / stimmt nicht

Yannis fällt es schwer, mit dem Stift umzugehen. Deshalb eignen sich Fragebögen für ihn nicht, die er schriftlich beantworten muss. Daher wurden verschiedene Aussagen zu Entspannungsstrategien auf Karten geschrieben. Diese beurteilt Yannis, indem er die Aussagen in die Körbe „Stimmt“ und „Stimmt nicht“ sortiert.

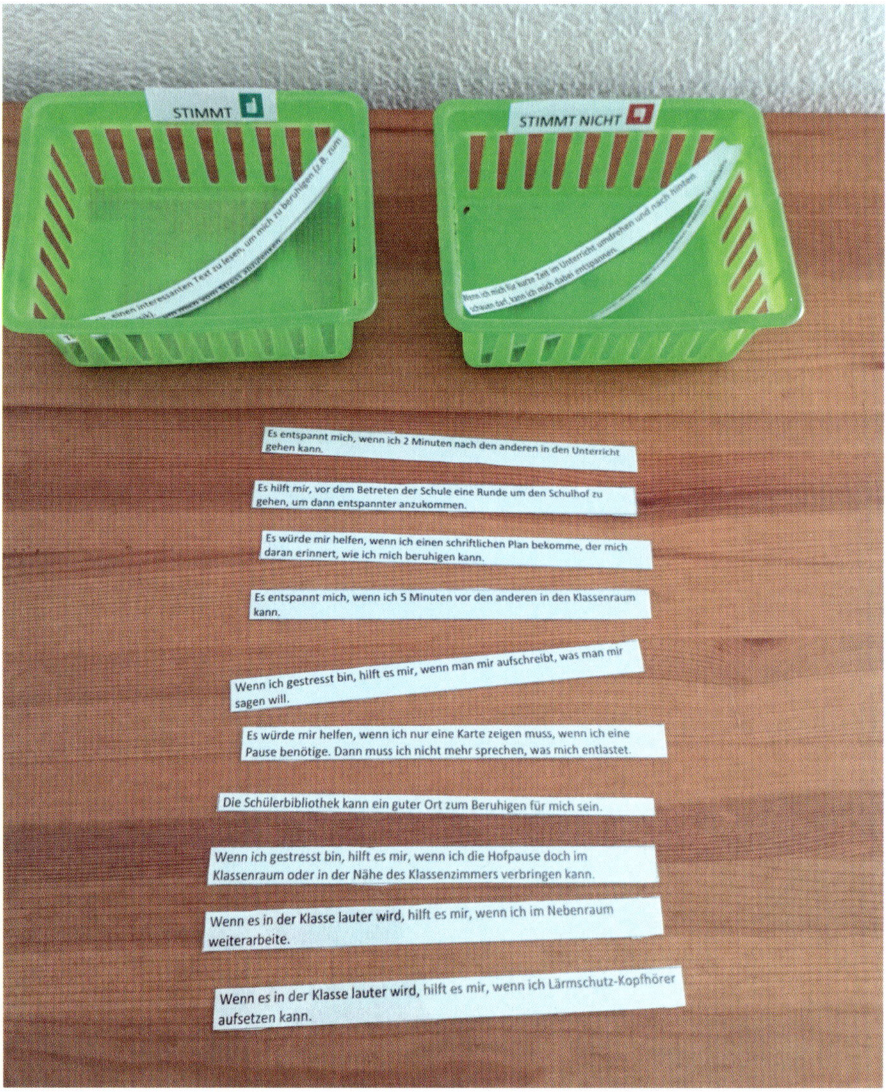

Auswahlliste Entspannungsroutine

Weil es manchmal schwierig ist, selbst auf gute Ideen zu kommen, bietet eine vorgegebene Auswahl von Möglichkeiten einen leichteren Einstieg. Auf dieser Liste werden verschiedene Möglichkeiten benannt, wie Menschen sich entspannen können. Da kann Abdul sich erst einmal ein paar Strategien aussuchen, die er gern ausprobieren möchte.

Die Liste basiert auf einer Vorlage, die vom TEACCH® Autism Programm entwickelt wurde.

Entspannungsstrategien/ -routinen

Mentale Ablenkung

- ○ Denke eine Minute an ein schönes Ereignis: ____________________
- ○ Denke eine Minute an eine Person: ____________________
- ○ Denke eine Minute an einen Gegenstand: ____________________
- ○ Zähle bis ______________
- ○ Zähle rückwärts
- ○ Singe ein Lied im Kopf
- ○ Konzentriere dich auf ein Geräusch oder einen visuellen Reiz in der Umwelt

Werkzeuge für positive Gedanken

- ○ „Ich bin ruhig" (Sage es 5 x langsam)
- ○ „Ich bin sicher" (Sage es 5 x langsam)
- ○ „Ich kann das schaffen" (Sage es 5 x langsam)
- ○ „Alles ist okay" (Sage es 5 x langsam)
- ○ „______________________" (Sage es 5 x langsam)

Atemtechniken

- ○ 4-7-8 Atmung
- ○ Atem-Lift
- ○ Einfache Wechselatmung
- ○ Andere: ____________________

Lockerungs-Übungen

- ○ Beide Hände zu Fäusten ballen
- ○ Hände und Arme ausschütteln
- ○ Berühre deine Schultern
- ○ Zucke mit den Schultern
- ○ Stirn runzeln/ Augenbrauen hochziehen
- ○ Schließe fest die Augen
- ○ Zähne zusammenpressen
- ○ Kinn zur Brust drücken
- ○ Kopf in den Nacken legen
- ○ Wölbe deinen Bauch
- ○ Bauch einziehen
- ○ Oberschenkel anspannen
- ○ Zehen nach oben ziehen
- ○ Zehen nach unten krümmen
- ○ In die Luft boxen
- ○ Armbewegungen „schwimmen"
- ○ „Radfahren" im Liegen
- ○ Tritte in die Luft
- ○ Kurzer Spaziergang
- ○ Sport

Entspannungsroutine

Zu Beginn ist es hilfreich, verschiedene Strategien zu erproben. Bei der anschließenden Beurteilung helfen konkrete Kriterien, an denen man erkennen kann, ob etwas hilft und alltagstauglich ist (oder eben nicht). Die jeweiligen Kriterien sollten individuell entwickelt und auf die Person abgestimmt werden.

Welche Entspannungsroutine/ -technik kann zu dir passen? Wähle aus der Liste und überprüfe, ob sie wirklich zu dir passt. Mache ein Kreuz, wenn die Aussage zutrifft.					
Entspannungstechnik	Ich kann mir vorstellen, die Strategie auch bei starkem Stress zu nutzen, ohne dadurch die Anspannung zu erhöhen.	Ich kann mir vorstellen, die Strategie zur Not in der Nähe anderer zu machen	Ich habe die Technik mindestens 2 x bei niedriger Erregung ausprobiert und fand sie hilfreich.	Passt die Entspannungsroutine/ -technik zu mir?	
				JA	NEIN
1	☐	☐	☐	☐	☐
2	☐	☐	☐	☐	☐
3	☐	☐	☐	☐	☐
4	☐	☐	☐	☐	☐
5	☐	☐	☐	☐	☐

Was half Enton?

Damit Helge sich leichter darauf einlassen konnte, über sein eigenes Spannungserleben und mögliche Regulationsstrategien zu sprechen, wurde sein Interesse an „Pokémon®“ aufgegriffen. In einem Video über das Pokémon Enton erfuhr er, dass Enton unter chronischen Kopfschmerzen leidet und heftige Wutanfälle bekommt, wenn die Kopfschmerzen stärker werden. Am Beispiel von Enton ließ sich eine steigende Anspannung sehr schön verdeutlichen. Helge konnte an Entons Erfahrungen anknüpfen und war bereit, darüber nachzudenken, ob es ihm nicht ähnlich geht und was ihm helfen könnte.

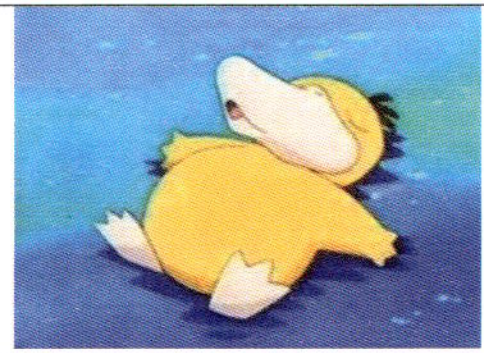	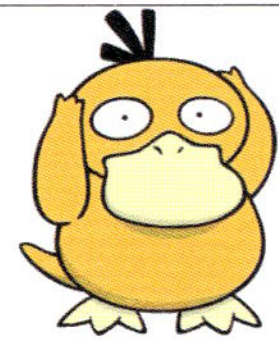	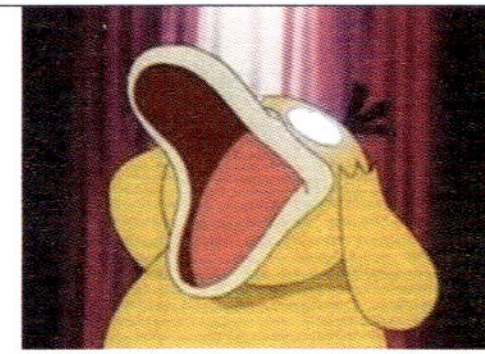	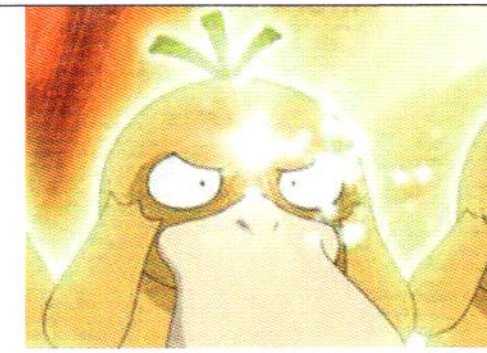	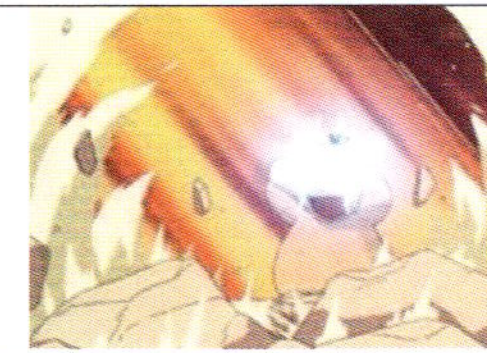
Was half Enton? • ____ • ____ • ____ • ____ Was könnte Dir helfen? • ____ • ____ • ____ • ____	Was half Enton? • ____ • ____ • ____ • ____ Was könnte Dir helfen? • ____ • ____ • ____ • ____	Was half Enton? • ____ • ____ • ____ • ____ Was könnte Dir helfen? • ____ • ____ • ____ • ____	Was half Enton? • ____ • ____ • ____ • ____ Was könnte Dir helfen? • ____ • ____ • ____ • ____	Was half Enton? • ____ • ____ • ____ • ____ Was könnte Dir helfen? • ____ • ____ • ____ • ____

Das rote Dings

Im Buch „Das rote Dings“ von K. I. Al-Ghani (2015) geht es um den Schüler Rufus, der vormacht, dass man seine Wut und innere Anspannung (*das rote Dings*) im Zaum halten kann. Dafür braucht man aber gezielte Strategien und mitunter auch Unterstützung von anderen Personen.

Max hat es sehr geholfen, diese Geschichte zu lesen. Nach dem Lesen wurde mit Max sein eigener Anspannungsverlauf anhand der Illustrationen aus dem Buch verdeutlicht. Ampelfarben (von grün bis rot) zeigen die Stufen an, in denen seine Anspannung steigt. Eine Markierung (blauer Smiley) macht deutlich, bis zu welchem Punkt Max sich noch selbst helfen kann. Wenn Max nicht merkt, dass er sehr angespannt ist, zeigt die Bezugsperson mit einer Klammer an, wo er sich gerade befindet.

Auch die Strategien und Maßnahmen, die Max helfen sollen, sich wieder zu regulieren, wurden gemeinsam besprochen und dokumentiert. Hierbei wurde ebenfalls auf die Geschichte Bezug genommen (Was tut Rufus?), um die eigenen Strategien bedeutungsvoller erscheinen zu lassen.

	DEIN rotes Dings	Was tut Max?	Was tut Rufus?
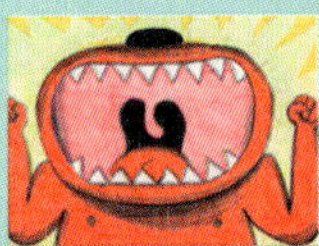		Wenn Max sich oder andere schlägt, halten Mama und Papa Louis fest.	
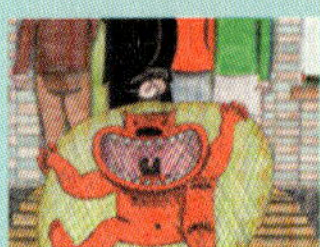		Max bleibt in seinem Zimmer und arbeitet mit den blauen Mappen. Mama oder Papa bringen Max in sein Zimmer und Max geht mit.	Rufus wird in den sicheren Raum gebracht.
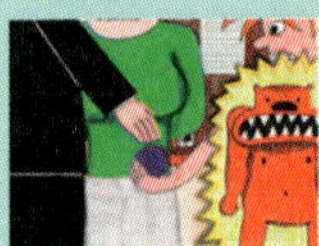		Mama oder Papa bringen Max in sein Zimmer und Max geht mit. Max bekommt eine seiner blauen Mappenaufgaben aus seinem Schrank und kann sie sich auch selber nehmen.	Rufus atmet tief durch. Rufus bekommt den Stressball und drückt ihn. Rufus zählt laut.
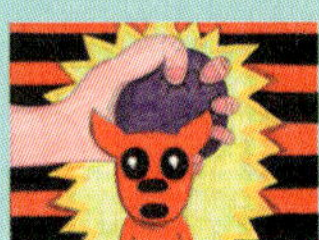	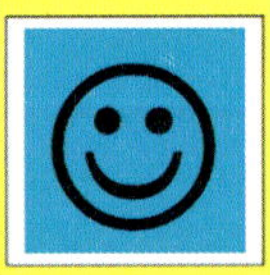	Max bekommt eine seiner blauen Mappenaufgaben aus seinem Schrank und kann sie sich auch selber nehmen. Max macht die „Blumen-Kerzen-Atemübung" Max kann Eiswasser trinken, wenn er das möchte.	Rufus bekommt den Stressball und drückt ihn. Rufus zählt laut.
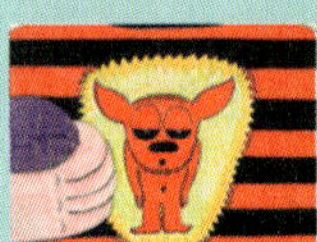			Rufus bekommt den Stressball und drückt ihn. Rufus zählt laut. Rufus trinkt Eiswasser Rufus wählt aus seiner „Wutkiste" die Noppenfolie Rufus hört sanfte Musik Rufus bekommt eine Fußmassage.
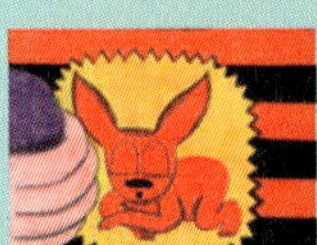			

9.2 Sicherstellen, dass ich es nutze

Im Rahmen der Autonomieentwicklung ist es wichtig, dass eine Person zunehmend Verantwortung für sich selbst übernimmt, sich eigene Ziele setzt und auch überprüft, ob und wie weit sie diese erreicht. Wenn irgend möglich, sollten daher die Vorgaben zu erwünschtem Verhalten nicht immer oder ausschließlich von Außenstehenden kommen. Und auch die Beurteilung, inwieweit jemand sein (vorgegebenes) Ziel erreicht hat, sollte möglichst durch die Person selbst erfolgen. Idealerweise arbeitet jemand an seinen eigenen Zielen und entscheidet auch selbst, wie er oder sie sich für erfolgreiches Handeln belohnen und verstärken kann. Die Entwicklung von Zielen und ein systematisches Überprüfen, ob man auf dem richtigen Weg ist, ist für autistische Menschen oft eine Herausforderung. Manchmal liegt das Problem auch darin, dass man vergisst, was man sich vorgenommen hat. Da helfen dann Strategien, mit denen man sich selbst an sein eigenes Vorhaben erinnern und auch kontrollieren kann, ob man sich an seine Vorsätze gehalten hat.

Überprüfung

Clemens hat in der Zusammenarbeit mit seinem Therapeuten gelernt, welche Entspannungsstrategien zu ihm passen und wann er sie proaktiv einsetzen sollte. Aktuell ist Clemens besonders von Tests und Klassenarbeiten in der Schule gestresst. Obwohl er die ausgewählten Entspannungsstrategien als sehr hilfreich erlebt, vergisst er deren Einsatz zum richtigen Zeitpunkt mitunter.

Es hat sich gezeigt, dass Clemens seine Entspannungsroutinen zuverlässiger nutzt, wenn er sich nach der entsprechenden Situation mithilfe einer Checkliste selbst überprüft, ob er die geplanten Strategien auch wirklich eingesetzt hat. So erkennt er auch, was er beim nächsten Mal anders machen oder woran er unbedingt denken sollte. Die ausgefüllten Checklisten werden regelmäßig mit seinem Therapeuten ausgewertet.

Hast du daran gedacht?		
Prüfe vor jedem Test und jeder Klassenarbeit, ob du in der Pause an die unten stehenden Punkte gedacht hast:	Super! Ich habe es gemacht!	Ich kann es besser
Ich habe eine Tätigkeit von der Liste "Was mich ablenkt" durchgeführt.	x x x	x
Ich habe vor dem Betreten des Raumes 5 x langsam und leise „Ich bin ruhig und ich kann das schaffen" gesagt.	x	x x x
Wenn ich danach immer noch aufgeregt war, habe ich meine Atemübung gemacht (Zeitlupen-Atmung)	x	x x x

Werte deine Checkliste aus:
Schreibe 2 – 3 Sätze zu einer Entspannungsübung auf, bei der du Hilfe gebraucht hast und zu einer Entspannungsübung, welche du beim nächsten Mal anders machen könntest und wie du es tun willst:

Ich habe nicht immer an meine Atemübung gedacht, manchmal ist es mir erst hinterher wieder eingefallen. Oft bin ich vor den Arbeiten so aufgeregt, dass ich eine Erinnerung brauche. Vielleicht brauche ich noch eine andere Erinnerunghilfe?

Die Ablenkungtätigkeiten mit der Liste klappen gut.

Selbstverpflichtung

Manchen Personen gelingt es, sich durch eigens gewählte Belohnungen für die Durchführung bestimmter Handlungen selber zu motivieren. So hat Malik gelernt, Vereinbarungen mit sich selbst abzuschließen und auch darüber nachzudenken, wie er sich für seinen Erfolg belohnen kann. Aktuell nutzt er diese Strategie, um sich dazu zu motivieren, seine Entspannungsstrategien auch wirklich zu nutzen, wenn er gestresst ist. Für Malik ist es wichtig, dass er diese Vereinbarung nicht nur im Kopf mit sich selbst ausmacht, sondern dass diese auch visualisiert wird. Hierzu nutzt er eine gemeinsam mit seiner Bezugsperson erstellte Word-Vorlage, die er je nach Vorhaben mittlerweile selbstständig anpassen kann.

Selbstverpflichtung!

In dieser Woche werde ich auf meine Körpersignale und Gedanken achten. Bemerke ich die mir bekannten Anzeichen von Stress, werde ich auf eine der folgenden Entspannungsstrategien zurückgreifen:

- Fest die Augen schließen und innerlich langsam bis 10 zählen
- Im Kopf ein Lied singen
- Aus dem Fenster schauen und zwei Minuten auf die Tiere oder eine Person konzentrieren

Gelingt es mir in dieser Woche 5 x mein Vorhaben umzusetzen, belohne ich mich mit:

Pizza bestellen

Geschafft: ☒ 1 ☒ 2 ☐ 3 ☐ 4 ☐ 5

Erinnerung am Laptop

Sabine arbeitet in einem Büro. Damit sie ihre Atemübung nicht vergisst, hat sie eine schriftliche Erinnerung an Ihrem Laptop.

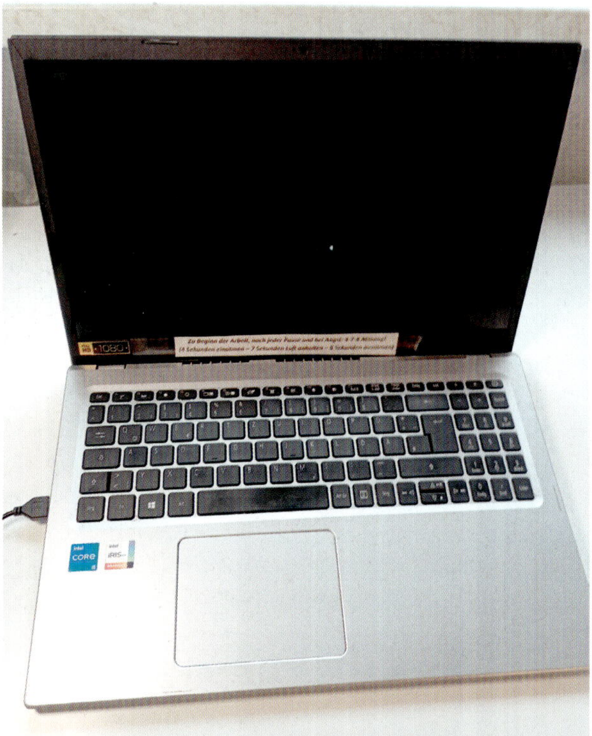

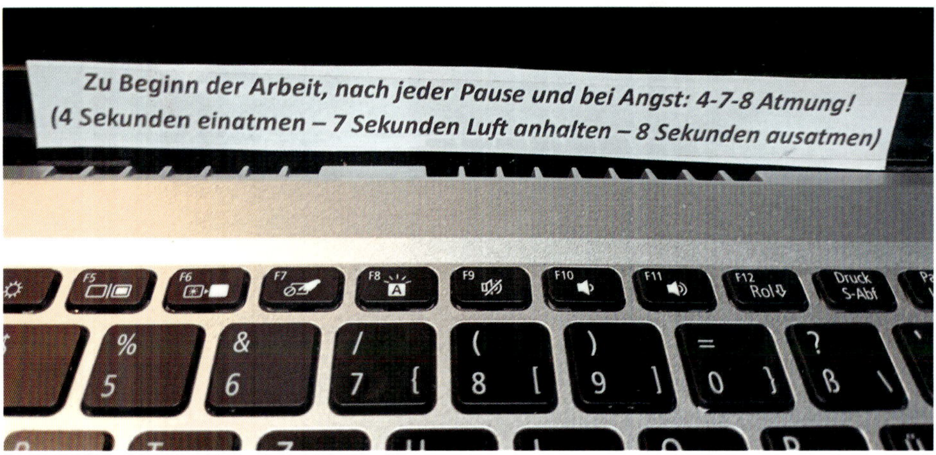

Roter Punkt als Erinnerung

Auch Lucia muss an die pro-aktive Durchführung ihrer Entspannungsübung („Denke eine Minute an ein schönes Erlebnis!“) erinnert werden. Hierzu wurden gemeinsam mit ihr an verschiedenen Gegenständen und Orten in ihrem Alltag rote Punkte als implizite Erinnerungshinweise angebracht. Dies sind „Geheimzeichen“, die anderen (nicht eingeweihten) Menschen in ihrem Umfeld nicht auffallen. Dies war Lucia wichtig, denn sie möchte so wenig wie möglich darauf angesprochen werden.

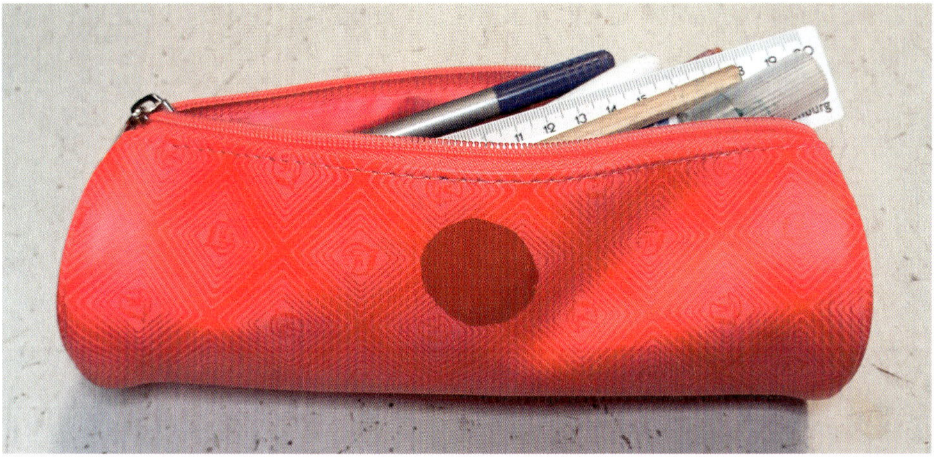

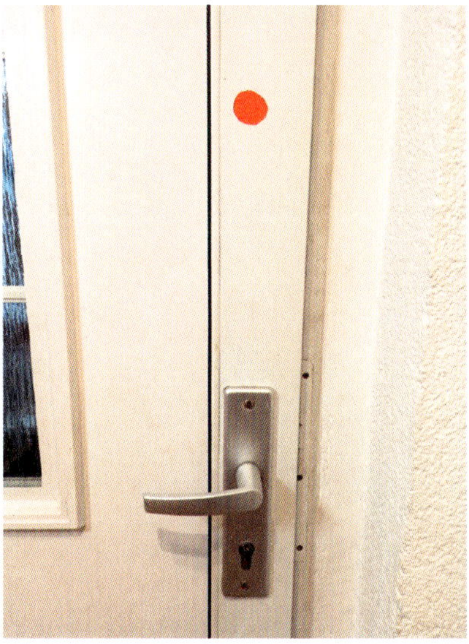

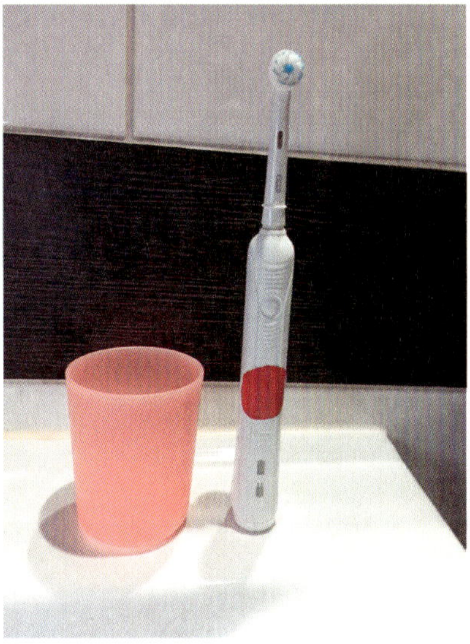

Murmeln in der Hosentasche

Für Klaas ist es besonders wichtig, sehr regelmäßig seine Entspannungsstrategien einzusetzen, um aufkommende Anspannung zu vermeiden. Damit er sich auch wirklich an das bewusste Aufnehmen positiver Gedanken sowie die Umsetzung seiner Atemübungen erinnert, legt sich Klaas am Morgen fünf Murmeln in die linke Hosentasche. Sobald er eine Entspannungsübung eingesetzt hat, steckt er dann eine Murmel aus der linken in die rechte Hostentasche. Ziel ist es für ihn, am Ende des Tages alle Murmeln auf die rechte Seite befördert zu haben. Da Klaas seine Hände ohnehin viel in die Hosentaschen steckt, wird er zwangsläufig an die Umsetzung seiner Strategien erinnert.

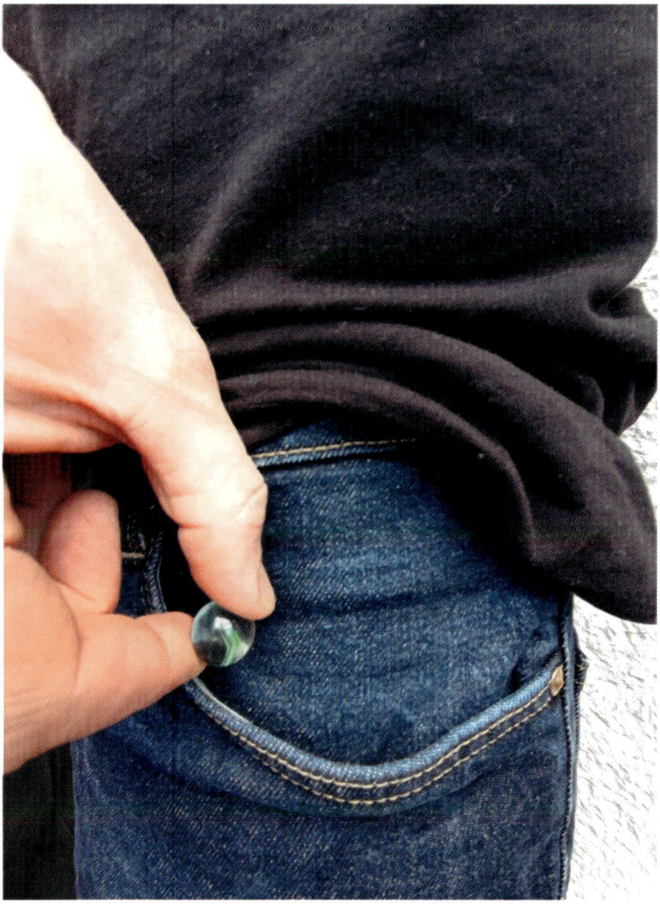

Beauftragte Checker

Hatice hat sich in Absprache mit ihrer Therapeutin einer Freundin anvertraut, die sie regelmäßig an den proaktiven Einsatz von Entspannungstechniken erinnert. Ohnehin haben beide die Routine, sich freitags im Café zu treffen. Da Hatice sie darum gebeten hat, fragt ihre Freundin bei jedem Treffen, ob Hatice ihre Strategien auch wirklich genutzt hat.

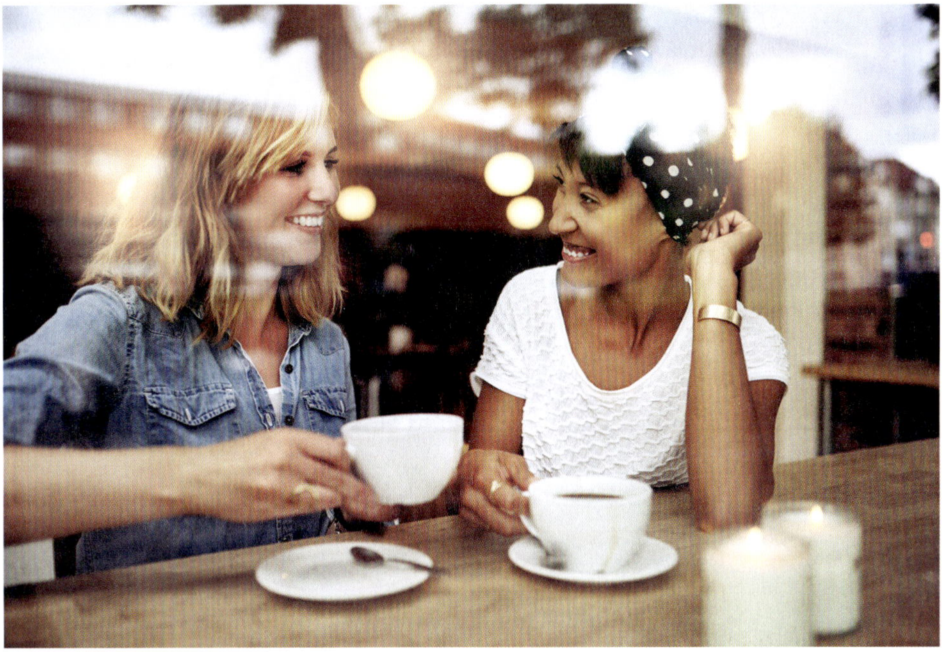

QR-Codes

Im Umfeld von Jonas wurden viele QR-Codes hinterlegt, hinter denen Informationen abgelegt sind, die ihm in schwierigen Situationen weiterhelfen. Sie dienen zugleich als unauffällige Erinnerung, sich der jeweiligen Strategien zu bedienen.
Wenn Jonas einen anstrengenden Tag an der Uni hat und unter Stress gerät, kann er zum Beispiel QR-Codes scannen, die ein Navigationsprogramm aktivieren. Dieses leitet ihn dann mit Hilfe seines Smartphones zum nächstgelegenen Rückzugsort.
Ein anderer QR-Code verweist darauf, was Jonas tun kann, wenn ihn der Geräuschpegel stresst.

Lautstärke-Stress?

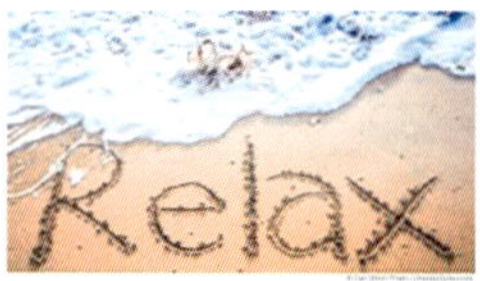

Einmal feste durchatmen und die Augen schließen
Konzentriere Dich auf eine Sache die du hörst, fühlst und riechst

Dein Orte der Ruhe

Notfall ?

Literatur

Al-Ghani, K.I. (2015). Das rote Dings. Stockelsdorf: LIBELLUS. Autismusverlag.

Cascio, N.C., O'Donnell, B.M., Tinney, F.J. et al. (2016). Self-affirmation activates brain systems associated with self-related processing and reward and is reinforced by future orientation. Social Cognitive and Affective Neuroscience, 11(4), 621 – 629.

Coles, N.A., March, D.S., Marmolejo-Ramos, F. et al. (2022). A multi-lab test of the facial feedback hypothesis by the Many Smiles Collaboration. Nature of Human Behaviour (6), 1731 – 1742.

Gagnon, E. (2001). Power cards: Using special interests to motivate children and youth with Asperger syndrome and autism. Shawnee Mission, KS: Autism Asperger Publishing.

Häußler, A., Tuckermann, A. & Kiwitt, M. (2020). Praxis TEACCH: Wenn Verhalten zur Herausforderung wird. Dortmund: *BORGMANN MEDIA*.

Markis, G., Agorastos, A., Chrousos, G. P.& Pervanidou, P. (2022). Stress System Activation in Children and Adolescents with Autism Spectrum Disorder. Review article. Frontiers in Neuroscience https://www.frontiersin.org/articles/10.3389/fnins.2021.756628

Mazefsky, C.A., Herrington, J., Siegel, M., Scarpa, A. Maddox, B.B., Scahill, L. & W. White, S. (2013). The Role of Emotion Regulation in Autism Spectrum Disorder. Journal of the American Academy of Child & Adolescent Psychiatry, 52 (7), 679 – 688.

Olaçy, S., Saral, D. & Akkuş, S.K. (2020). Power Card Method: Use in Autism Spectrum Disorder and comprehensive review of the literature. Çukurova Üniversitesi Eğitim Fakültesi Dergisi, 49(2), 938 – 968. https://www.researchgate.net/publication/344928362_Power_Card_Method_Use_in_Autism_Spectrum_Disorder_and_Comprehensive_Review_of_The_Literature

Theunissen, G. (2021). Autismus – Sichtwechsel: vom Behandeln zum Unterstützen. heilpädagogik.de Fachzeitschrift des BHP Berufs- und Fachverband Heilpädagogik e.V., Jg.36 (03).

Raum für Notizen

So kann Inklusion gelingen ...

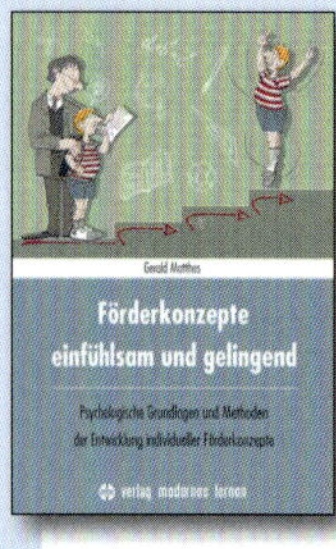

Gerald Matthes

Förderkonzepte – einfühlsam und gelingend

Psychologische Grundlagen und Methoden der Entwicklung individueller Förderkonzepte

Das Handbuch beginnt mit einer gut strukturierten Einführung in die theoretischen Grundlagen der Entwicklung von Förderkonzepten.

Der umfassende Praxisteil widmet sich konkreten Beobachtungs-, Interpretations- und Planungshilfen zur Förderung eines aktiven Lernhandelns:

- Was tun bei mangelnder Beteiligung im Unterricht, Problemen sozialer Integration? Unterstützung bietet hier zur ersten Einschätzung der Situation der Teilhabebogen.
- Welche Faktoren müssen verändert werden, um die Lernsituation des Kindes zu verbessern?
- Was hilft einem Kind bei Versagensangst oder Lernstress? Anregungen geben Zielbausteine, die auf die individuellen Lern- und Entwicklungsbedürfnisse zugeschnitten werden.

Tipps und Techniken für die Praxis und Evaluierung der Förderung runden die Toolsammlung ab.

2. Auflage, 200 S., zweifarbig, Beigabe: Formulare als Download, Format 16x23cm, Klappenbroschur

ISBN 978-3-8080-0826-3 | Bestell-Nr. 1287 | 19,95 Euro

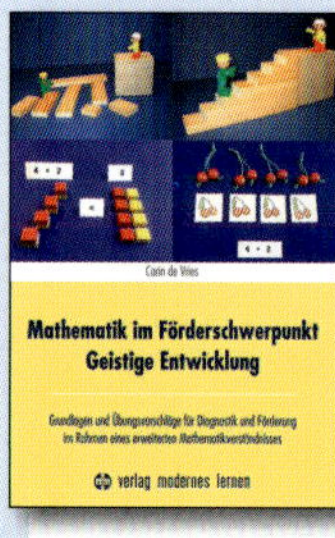

Carin de Vries

Mathematik im Förderschwerpunkt Geistige Entwicklung

Grundlagen und Übungsvorschläge für Diagnostik und Förderung im Rahmen eines erweiterten Mathematikverständnisses

Die Ausführungen sind anschaulich durch Abbildungen und Bilder ergänzt, so dass es auch fachfremden Lehrkräften eine wertvolle Hilfe bei der Auswahl von Planung und Gestaltung des täglichen Unterrichts sowie bei der Erstellung längerfristiger Förderpläne bietet. Da das Buch sowohl theoretische Grundlagen als auch zahlreiche unterrichtspraktische Hinweise beinhaltet, kann es als eine gute Orientierungshilfe bei der Einordnung von Lernständen sowie entsprechenden Fördermaßnahmen angesehen werden. Besondere Bereiche wie Zeit und Geld sind in einem eigenen Kapitel dargestellt u.v.a.m.

Daneben finden sich Hinweise für eine individuelle Anpassung von Lerninhalten und Fördermaterialien sowie Ideen für alltagsbezogene Rechenanlässe, die ebenfalls durch Bilder veranschaulicht werden. Gestaltungshinweise für differenzierte Arbeitsblätter und Hinweise für den Einsatz in inklusiven Settings runden das Buch ab.

4., verb. u. erweiterte Auflage, 236 S., farbige Abb., 16x23cm, br

ISBN 978-3-8080-0817-1 | Bestell-Nr. 3619 | 19,95 Euro

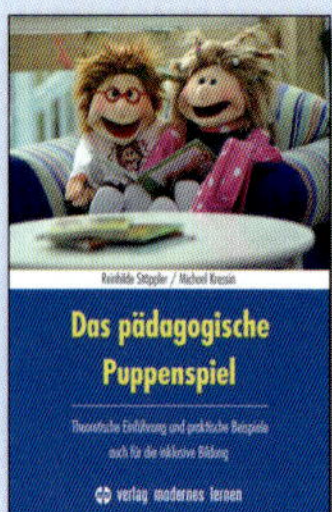

Reinhilde Stöppler / Michael Kressin

Das pädagogische Puppenspiel

Theoretische Einführung und praktische Beispiele – auch für die inklusive Bildung

Puppenspiel ist viel mehr als das „Kasperletheater", das häufig mit diesem Begriff assoziiert wird. Es stellt eine geeignete Methode zur Erziehung nicht nur in der Kriminal- und Verkehrsprävention dar. Puppen mit ihrem breiten Rollenspektrum (Freundschafts-, Identifikations-, Stellvertretungsfigur etc.) können ein ausgesprochen hilfreiches pädagogisches Medium sein und bieten vielfältige spielpädagogische Möglichkeiten, nicht nur für Kinder, sondern auch für Jugendliche, Erwachsene und Seniorinnen/Senioren.

Zunächst werden theoretische Aspekte und Grundlagen des pädagogischen Puppenspiels, wie Bedeutung, Geschichte und Formen, erläutert. Anschließend führt das Buch mit Tipps und Tricks in den Einsatz und das Führen von großen Handpuppen mit Klappmaul ein.

Im Praxisteil werden Anregungen und Spielideen für kleine Puppenstücke in ausgewählten pädagogischen Themenbereichen, wie Förderung der Mobilität und Gesundheit, Prävention von Sucht etc. vorgestellt, die in (sonder-)pädagogischen Einrichtungen erprobt wurden.

2. Auflage, 208 S., farbige Abb., Format 16x23cm, br, Alter: 0–99

ISBN 978-3-8080-0783-9 | Bestell-Nr. 3860 | 19,95 Euro

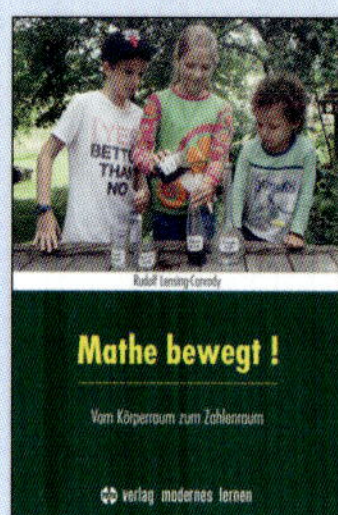

Rudolf Lensing-Conrady

Mathe bewegt!

Vom Körperraum zum Zahlenraum

Der Autor will die Mathematik entdämonisieren und als selbstverständlichen und nützlichen Teil unserer Alltagsbewältigung darstellen, der sogar Spaß machen kann. Es werden Einflussfelder diskutiert, in denen mathematisches Denken entsteht, angewandt und gefördert wird: Basiskompetenzen als Ankerpunkte, Risikokompetenz als zentrale Motivationsmaschine, Lernvoraussetzungen als individuelle und systemische Umgebung, Lernschwierigkeiten als Stolperfallen und Denkanstoß.

Auf dieser Grundlage stehen Fördermaßnahmen und Praxisvorschläge im Mittelpunkt dieses Buches, die sich an den modernen Lehrplänen für Grundschulen orientieren.

„Immer wieder ist man erstaunt, wie einfach sich die Vorschläge in die tägliche Arbeit einbinden lassen können. Viele der aufgezeigten Übungen können in jedem (Klassen-)Raum durchgeführt werden. Besonders Kindern mit einer Dyskalkulie kann mit den vorgeschlagenen Fördermaßnahmen sehr gut geholfen werden. Fazit: Mathematik und Psychomotorik gehören zusammen. Praxishandbuch für Kita und Schule. Sehr empfehlenswert!" Marianne Broglie, skg-forum.de

176 S., farbige Abb., Format 16x23cm, Klappenbroschur, Alter: 3–10

ISBN 978-3-8080-0733-4 | Bestell-Nr. 1254 | 19,95 Euro

211/11-23

verlag modernes lernen

Schleefstraße 14, D-44287 Dortmund
Telefon 02 31 12 80 08, Fax 02 31 12 56 40
E-Mail: info@verlag-modernes-lernen.de
Leseproben und Bestellen im Internet: www.verlag-modernes-lernen.de

Praxismaterial zur Inklusion – auch für Menschen mit ASS

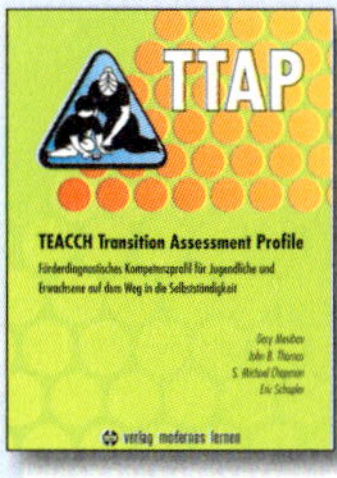

Gary Mesibov / John B. Thomas / S. Michael Chapman / Eric Schopler

TTAP – TEACCH Transition Assessment Profile

Förderdiagnostisches Kompetenzprofil für Jugendliche und Erwachsene auf dem Weg in die Selbstständigkeit

Das TEACCH Transition Assessment Profile (TTAP) ist ein Verfahren zur förderdiagnostischen Untersuchung von Jugendlichen und Erwachsenen mit einer Autismus-Spektrum-Störung und einer leichten bis starken intellektuellen Beeinträchtigung. Durch seine Flexibilität in der Durchführung und dem geringen sprachlichen Anteil bei den Testaufgaben ist das TTAP besonders auf diese Zielgruppe abgestimmt. Sinnvollen Einsatz findet es aber auch bei Personen mit kognitiver Beeinträchtigung ohne Autismus. Konzipiert, um den Übergang junger Menschen in das Erwachsenenleben zielgerichtet zu planen, eignet sich das TTAP jedoch auch für die Förderdiagnostik bereits erwachsener Klienten. Es findet in der Erst- wie auch in der Verlaufsdiagnostik Anwendung.
Das TTAP umfasst neben Aufgaben und Verhaltensbeobachtungen in einer direkten Testsituation auch zwei strukturierte Interviews, mit denen Informationen aus den Lebensbereichen Wohnen und Schule/Arbeit erhoben werden. Dies ermöglicht einen systematischen Vergleich von Fähigkeitsprofilen und hilft, die bei Autismus typischen Generalisierungsschwierigkeiten aufzudecken.

Es werden Kompetenzen in sechs Funktionsbereichen erhoben, die für eine erfolgreiche Eingliederung in Beruf und Gesellschaft wesentlich sind: • Berufliche Fertigkeiten • Eigenständigkeit • Kompetenzen zur Freizeitgestaltung • Arbeitsverhalten • Funktionale Kommunikation • Zwischenmenschliches Verhalten.
Neben der Feststellung vorhandener Kompetenzen erhält man auch Informationen über Fähigkeitsansätze, die somit sinnvolle Ausgangspunkte für eine Förderung darstellen.
Ein kumulatives Fähigkeitsinventar, das dann im Verlauf der Förderung über einen Zeitraum von zwei bis drei Jahren (letzter Schulabschnitt) erstellt wird, ermöglicht die systematische Erfassung spezieller, auf die jeweilige Person bezogener Kompetenzen, so dass ein umfassendes Portfolio entsteht, das die individuellen Fähigkeiten abbildet.
„TTAP deckt eine weite Spannbreite ab, wodurch es vielfältig einsetzbar wird. Im Fokus steht die Erhebung von Stärken und Interessen. ... Beim TEACCH Transition Assessment Profile (TTAP) handelt es sich um ein Verfahren zur förderdiagnostischen Untersuchung von Jugendlichen und Erwachsenen mit einer Autismus-Spektrum-Störung und einer leichten bis starken intellektuellen Beeinträchtigung. Aus sechs Funktionsbereichen werden Kompetenzen erhoben, die für eine erfolgreiche Eingliederung in Beruf und Gesellschaft wesentlich sind: Berufliche Fertigkeiten, Arbeitsverhalten, Eigenständigkeit, Kompetenzen zur Freizeitgestaltung, zur funktionalen Kommunikation und zum zwischenmenschlichen Verhalten. Durch seine Flexibilität in der Durchführung und dem geringen sprachlichen Anteil bei den Testaufgaben ist das TTAP besonders auf diese Zielgruppe abgestimmt. Es kann aber auch sinnvoll bei Personen mit kognitiver Beeinträchtigung ohne Autismus eingesetzt werden." Petra Steinborn, socialnet.de

256 S., Beigabe: 104 Formulare zusätzlich als Download, Format 21x28cm, Ringbindung, Alter: ab 14 bis Erwachsenenalter
ISBN 978-3-8080-0787-7 | Bestell-Nr. 1268 | 26,95 Euro

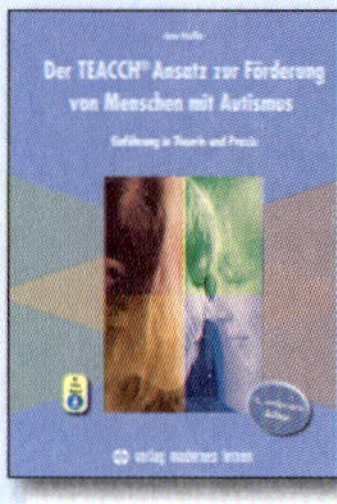

Anne Häußler

Der TEACCH Ansatz zur Förderung von Menschen mit Autismus

Einführung in Theorie und Praxis

Ausgehend von der den TEACCH Ansatz kennzeichnenden pädagogischen Grundhaltung und den daraus resultierenden generellen Herangehensweisen, gibt die Autorin ganz konkrete Hinweise und Hilfen zur praktischen Umsetzung. Checklisten, Leitfäden, Dokumentations- und Arbeitsblätter erleichtern den Einstieg; praktische Beispiele geben Orientierung und Anregung für die eigene Praxis. Ein unverzichtbares Buch für Eltern sowie für pädagogische und therapeutische Fachkräfte, die den TEACCH Ansatz kennenlernen wollen und Hilfen für den praktischen Umgang mit ihren Kindern und Klienten im Alltag suchen. Diese Auflage greift aktuelle Entwicklungen in Bezug auf das TEACCH® Autism Program in North Carolina auf und berücksichtigt neueste Studien und Diskussionen zur wissenschaftlichen Fundierung des TEACCH Ansatzes. Ihre besondere Aktualität gewinnt diese Veröffentlichung durch die Auseinandersetzung der Autorin mit vielen Fragen, die ihr in Seminaren und Beratungsgesprächen begegnen. Bei der Überarbeitung des praktischen Teils wurden daher wichtige Aspekte und Inhalte ergänzt.

6., verbesserte Auflage 2022, 240 S., Beigabe: Arbeitsblätter zusätzlich als Download, farbige Abb., Groß-Format 21x28cm, Ringbindung
ISBN 978-3-8080-0924-6 | Bestell-Nr. 1281 | 29,95 Euro

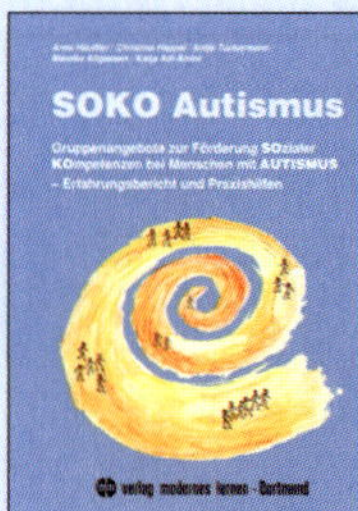

Anne Häußler / Christina Happel / Antje Tuckermann / Mareike Altgassen / Katja Adl-Amini

SOKO Autismus

Gruppenangebote zur Förderung SOzialer KOmpetenzen bei Menschen mit Autismus
Erfahrungsbericht und Praxishilfen

„Alles in allem ist 'SOKO Autismus' eine gelungene Arbeitshilfe. Die Fülle des Materials liefert vielfältige Anregungen, wie soziale Kompetenzen autistischer Menschen konkret gefördert werden können und wie auch für sie befriedigendes menschliches Zusammenleben gelingen kann. Es liefert damit einen Beleg für die Erkenntnis, dass autistische Menschen ein Interesse an sozialer Partizipation haben, es ihnen oftmals aber an dem erforderlichen Knowhow fehlt.
Das Konzept eines Gruppenangebots speziell für autistische Menschen wird sich in der dargestellten Form vielerorts nicht verwirklichen lassen, doch bietet das Buch zahlreiche alltagsbezogene Hilfen und kann daher allen, die mit autistischen Menschen arbeiten oder zusammenleben, sehr empfohlen werden." Dieter Irblich, Praxis der Kinderpsychologie und Kinderpsychiatrie

5., unveränderte Aufl. 2023, 256 S. (davon 100 S. Arbeitsblätter), Format 21x28cm, Ringbindung
ISBN 978-3-8080-0525-5 | Bestell-Nr. 1211 | 29,95 Euro

verlag modernes lernen

Schleefstraße 14, D-44287 Dortmund
Telefon 02 31 12 80 08, Fax 02 31 12 56 40
Leseproben und Bestellen im Internet: www.verlag-modernes-lernen.de

Praxis TEACCH – fundiert und sofort anwendbar!

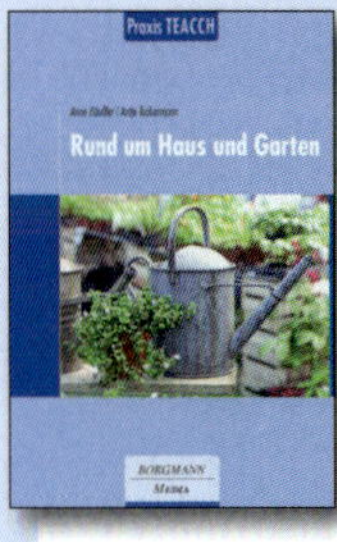

Anne Häußler / Antje Tuckermann

Praxis TEACCH: Rund um Haus und Garten

Praxiserprobte Ideen zur Unterstützung der selbstständigen Bewältigung von Alltagstätigkeiten rund um Haus und Garten (Kochen, Putzen, Gärtnern und Waschen). Neben Vorschlägen, wie derartige Tätigkeiten strukturiert und vermittelt werden können, bieten die Autorinnen auch Hinweise zur Auswahl und Gestaltung geeigneter Materialien. Durch die vielen farbigen Abbildungen werden die Beispiele anschaulich und konkret. Für alle, die Kinder, Jugendliche oder Erwachsene mit einer Autismus-Spektrums-Störung im häuslichen Umfeld betreuen, begleiten und fördern.

2. Auflage, 72 S., farbige Abb., Format 16x23cm, Ringbindung, Alter: 5–88 | **ISBN 978-3-938187-79-1 | Bestell-Nr. 9424 | 15,80 Euro**

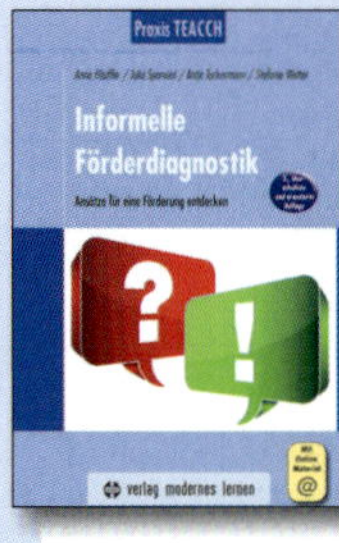

Anne Häußler / Julia Sparvieri / Antje Tuckermann / Stefanie Wetter

Praxis TEACCH: Informelle Förderdiagnostik

Ansätze für eine Förderung entdecken

Praxiserprobte Strategien zur Ergänzung standardisierter Testverfahren, ergänzt durch Beobachtungsleitfäden und Dokumentationshilfen, besonders für Personen mit Autismus-Spektrum-Störungen, deren Förderbedarf sich nur ungenügend mit standardisierten Tests erfassen lässt.

3., überarbeitete und erweiterte Auflage, 160 S., farbige Abb., Beigabe: Bögen zusätzlich als Download, Format 16x23cm, Ringbindung, Alter: alle Altergruppen
ISBN 978-3-8080-0877-5 | Bestell-Nr. 1317 | 19,95 Euro

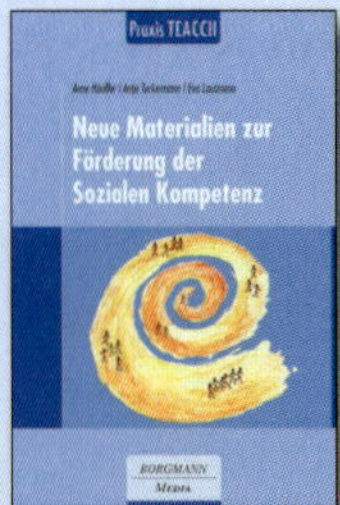

Anne Häußler / Antje Tuckermann / Eva Lausmann

Praxis TEACCH: Neue Materialien zur Förderung der Sozialen Kompetenz

Dieser zweite Band versteht sich als Ergänzung zum Buch „SOKO Autismus". Hier finden Leser weitere praxiserprobte Anregungen zur Gestaltung von Spielen und Aktivitäten zur Förderung sozialer Kompetenzen. Die Autorinnen greifen auf ihre einzeltherapeutische sowie gruppenpädagogische Arbeit zurück. Es findet sich eine Fülle von Spielideen, Materialien und Hinweisen zur Materialgestaltung einschließlich direkt nutzbarer Kopiervorlagen.

3. Auflage, 128 S., farbige Abb., Format 16x23cm, Ringbindung, Alter 5–88 | **ISBN 978-3-938187-80-7 | Bestell-Nr. 9425 | 17,90 Euro**

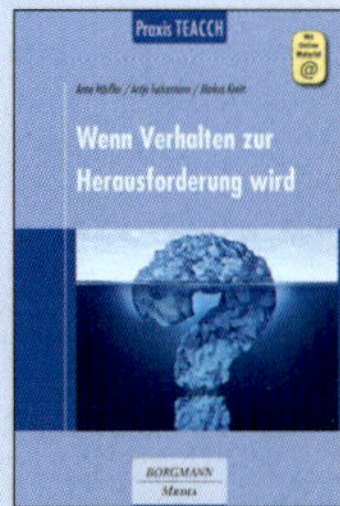

Anne Häußler / Antje Tuckermann / Markus Kiwitt

Praxis TEACCH: Wenn Verhalten zur Herausforderung wird

Handlungshilfen zum Umgang mit herausforderndem Verhalten bei Menschen mit ASS. Ausgehend von einem möglichst umfassenden Verständnis der individuellen Auswirkungen einer autistischen Wahrnehmung auf das Verhalten einer Person, werden Wege aufgezeigt, wie effektive Deeskalationsstrategien entwickelt und auslösende Bedingungen verändert werden können.

2., überarbeitete und erweiterte Auflage, 160 S., Beigabe: Vorlagen als Download, farbige Abb., Format 16x23cm, Ringbindung, Alter: alle Altersgruppen
ISBN 978-3-942976-28-2 | Bestell-Nr. 9495 | 19,95 Euro

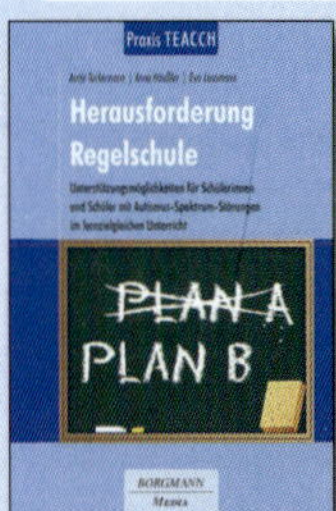

Antje Tuckermann / Anne Häußler / Eva Lausmann

Praxis TEACCH: Herausforderung Regelschule

Unterstützungsmöglichkeiten für Schülerinnen und Schüler mit Autismus-Spektrum-Störungen im lernzielgleichen Unterricht

Dieser Band beschäftigt sich mit der lernzielgleichen Beschulung von Kindern und Jugendlichen mit ASS, meist dem Asperger Syndrom. Zielgruppe dieses Bandes sind Eltern, Lehrer und Lehrerinnen sowie Integrationskräfte, die sich gemeinsam mit von ASS betroffenen Schülern und Schülerinnen der Herausforderung Regelschule stellen.

4., verb. Aufl. 2023, 120 S., farbige Abb., Format 16x23cm, Ringbindung
ISBN 978-3-942976-31-2 | Bestell-Nr. 9442 | 19,95 Euro

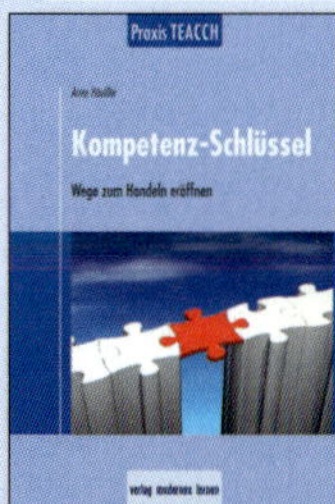

Anne Häußler

Praxis TEACCH: Kompetenz-Schlüssel

Wege zum Handeln eröffnen

Das Buch beschreibt Funktion, Aufbau und Inhalt eines Kompetenz-Schlüssels und stellt einen Leitfaden zur Verfügung, der das Erstellen eines individuellen Kompetenz-Schlüssels erleichtert. Hierbei werden Themenbereiche für unterschiedliche Zielgruppen – kognitiv und sprachlich stärker beeinträchtigte Personen einerseits und Personen mit Asperger Syndrom andererseits – berücksichtigt. Neben dem theoretischen Teil, in dem es auch um die Abgrenzung zu ähnlichen Instrumenten geht, beinhaltet der Band vier praktische Beispiele.

100 S., farbige Abb., 16x23cm, Ringbindung, Alter: alle Altersgruppen | **ISBN 978-3-8080-0820-1 | Bestell-Nr. 1283 | 18,95 Euro**

verlag modernes lernen

Schleefstraße 14, D-44287 Dortmund
Telefon 02 31 12 80 08, Fax 02 31 12 56 40
Leseproben und Bestellen im Internet: www.verlag-modernes-lernen.de